Rauch/Mayr

Milde Ableitungsdiät für Beruf und Alltag

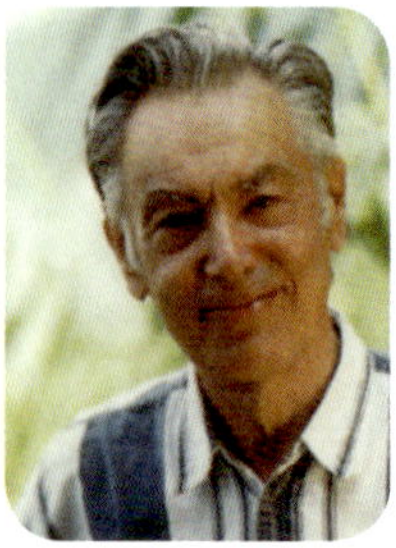

Medizinalrat **Dr. Erich Rauch** (1922–2003) war einer der bedeutendsten Mayr-Schüler, der die Therapiemethode weiterentwickelt und gelehrt hat. Er machte sie durch zahlreiche Ratgeberbücher einer breiten Leserschaft zugänglich. 1976 eröffnete Rauch als eines der ersten seiner Art das Gesundheitszentrum Golfhotel am Wörthersee, an dem er bis zu seinem Ruhestand als Chefarzt arbeitete und Tausende Patienten im Sinne der Mayr-Medizin behandelte. Daneben widmete er sich der Ausbildung von Mayr-Ärzten und reformierte die Gesellschaft der Mayr-Ärzte ganz entscheidend. Sein Sohn Dr. Florian Rauch führt die Mayr-Tradition in seinem Sinne und Andenken fort.

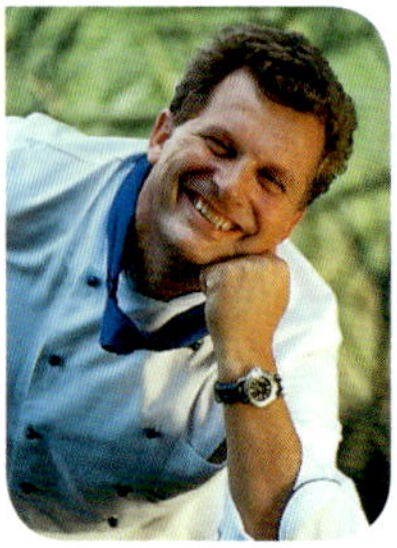

Peter Mayr war von 1976 bis 2003 Chefkoch im Gesundheitszentrum Golfhotel am Wörthersee und entwickelte mit Dr. Erich Rauch die Grundlagen der Milden Ableitungsdiät. Er ist Autor von über 20 Ernährungsbüchern. Peter Mayr ist Lehrbeauftragter und Prüfer der Wirtschaftskammer und Begründer der Kochschule Gustogenese. Als Ernährungsberater und Coach kann er von Gesundheitsbetrieben und Kurhotels zu Schulungen gebucht werden. Peter Mayr ist Ehrenmitglied der internationalen Gesellschaft der Mayr-Ärzte. www.gustogenese.at, www.petermayr.at

Erich Rauch · Peter Mayr

Milde Ableitungsdiät für Beruf und Alltag

Mit der Erfolgsmethode entsäuern, abnehmen und den Darm entlasten

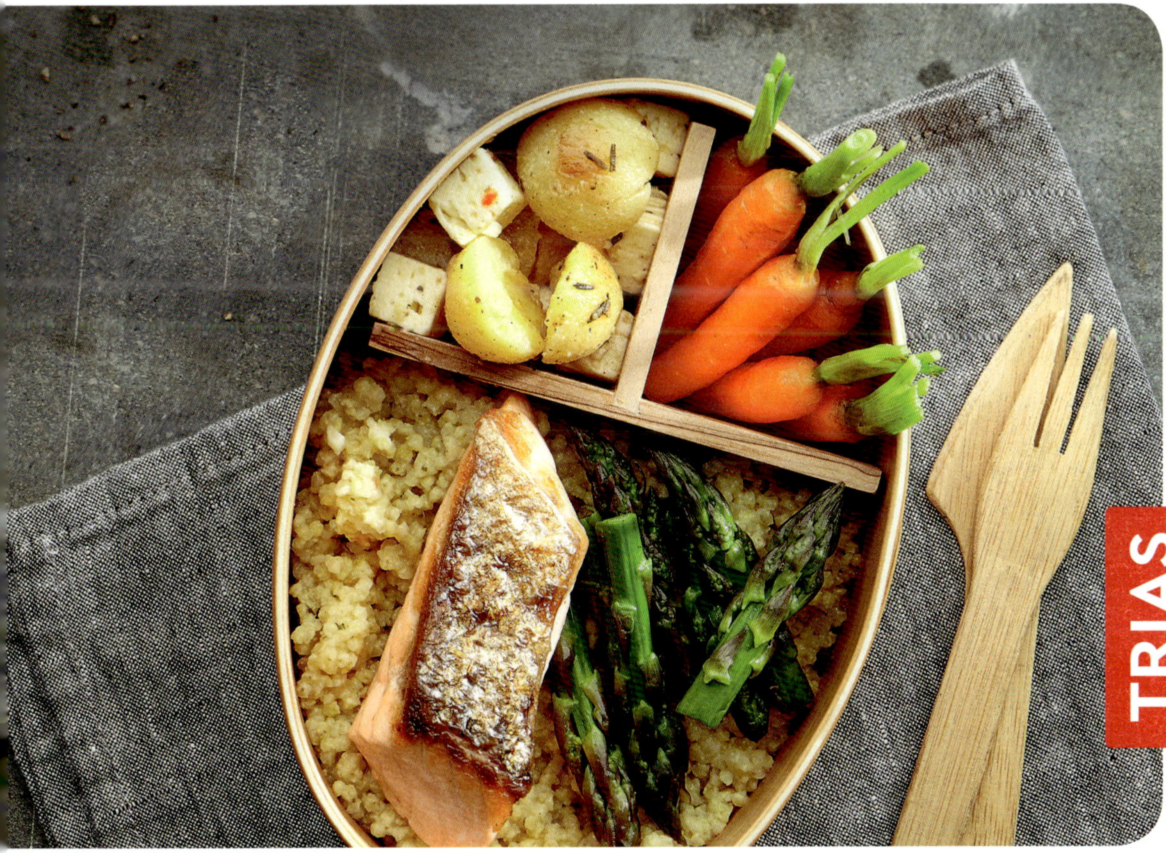

TRIAS

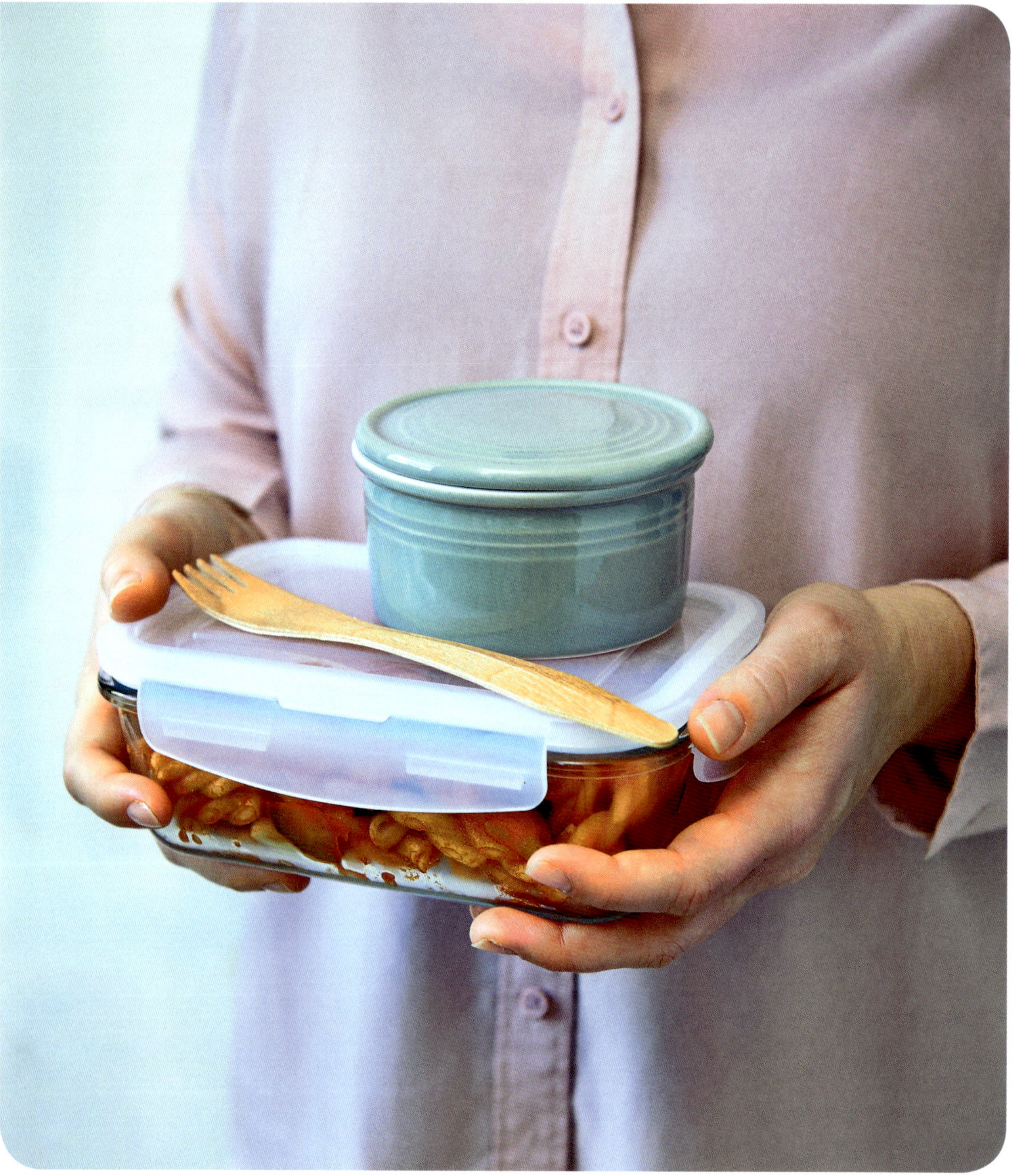

Vorwort zur 4. Auflage

Mit Freude können wir auf die vielen positiven Erfahrungen blicken, die dieses Buch seit über 15 Jahren den Patienten in der ambulanten Ernährungstherapie gebracht hat. Für all jene, welche die Milde Ableitungskur zu Hause neben Beruf und Haushalt durchgeführt haben, hat sich das Konzept »schnell und einfach« bestens bewährt, da es sich für Interessierte ganz leicht anwenden lässt.

Die Milde Ableitungsdiät ist die Basiskost für alle Menschen, die eine reizarme, fettarme und besonders leicht bekömmliche Ernährungsform benötigen. Man kann sie auch als leichte Vollkost bezeichnen, wie sie in der klassischen Diätetik als Heilkost für alle Magen-Darm-Beschwerden eingesetzt wird. Allerdings wird bei der Milden Ableitungsdiät differenzierter vorgegangen. Während der Zubereitung wird auf den Erhalt der wertvollen Inhaltsstoffe besonders geachtet. Bei der Auswahl der Lebensmittel wird beste Bioqualität und saisonale Herkunft empfohlen – für Sie sollte das Beste gerade gut genug sein!

Da die Milde Ableitungsdiät Schritt für Schritt nach drei Stufen MAD I, MAD II und MAD III aufgebaut wird, kann jeder die für ihn am besten geeignete Stufe finden. Dabei wird auf die Lebensmittelmonotonie geachtet – nicht nur, um leichter zu leben und Gifte auszuscheiden, sondern auch, um die individuelle Verträglichkeit zu erkunden. Der Säure-Basen-Haushalt wird in der gesamten Kostzusammenstellung berücksichtigt. Der

Weg der Milden Ableitungsdiät führt nach der strengen Teefastenform mit diversen Eiweißzulagen bis zum MAD-Mittagsmenü nach Trennkostprinzip. Sozusagen das kulinarische Highlight. Dabei bleibt im Sinne der entlastenden Monotonie das Frühstück ebenso gleich wie auch das besonders leichte Abendessen. Die Milde Ableitungsdiät ist aber nicht als Dauerkost gedacht, sondern zeitlich beschränkt, als ideale Schonkostform zum Entgiften, Entsäuern und Entschlacken. Auch wenn Sie einmal das Gefühl haben, überfordert zu sein, sollten Sie sich zwischendurch für die Milde Ableitungsdiät entscheiden. Eine Idee wäre, regelmäßig einmal pro Woche einen solchen Entlastungstag einzulegen, dadurch können Sie unnötige Verdauungsenergie einsparen und so viel für Ihre Gesundheit tun.

Bei dem Konzept dieses Buches geht es uns um eine möglichst exakte Durchführung der Milden Ableitungskur und um das damit verbundene spürbare Wohlbefinden als Ausdruck der fortschreitenden Gesundung. Andererseits – und dies ist mindestens ebenso wichtig – erhoffen wir uns die erfolgreiche Umsetzung des Erlernten im Alltag, damit der nunmehr gute oder noch verbesserte Gesundheitszustand auf Dauer stabilisiert wird. Wir wissen aus der Praxis nur allzu gut, dass in der heutigen, zunehmend schnelllebigen Zeit die bewusste Ernährungsweise nach einer Kur für manchen nach und nach an Bedeutung verliert und der Betreffende wohl oder übel nur zu leicht in sein altes Muster mit regelmäßiger Fehlernährung zurückfallen kann.

Mit diesem praktischen Buch soll der Gesundheitsinteressierte motiviert werden, sich mit der einfachen Umsetzung der Rezepte der Milden Ableitungsdiät in der Küche zu beschäftigen.

Wir wünschen Ihnen täglich einen herzhaften Appetit bei bester Gesundheit!
Peter Mayr und Dr. med. Florian Rauch

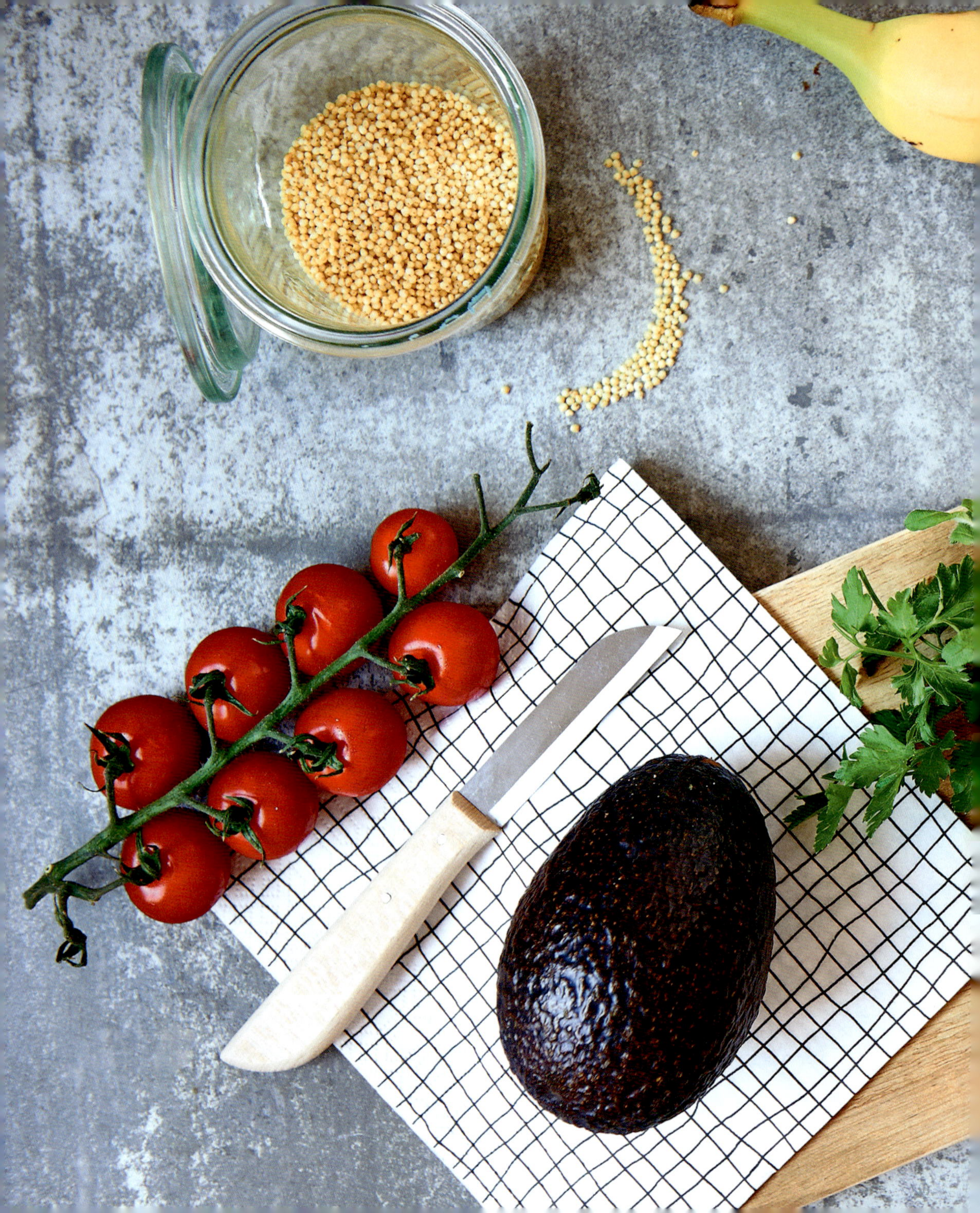

Die Milde Ableitungs-diät – Überblick

Die MAD beruht auf den Grundsätzen der F.-X.-Mayr-Therapie. Die in diesem Buch vorgestellte einfache Form bietet einen idealen Einstieg in diese spezielle Kurform.

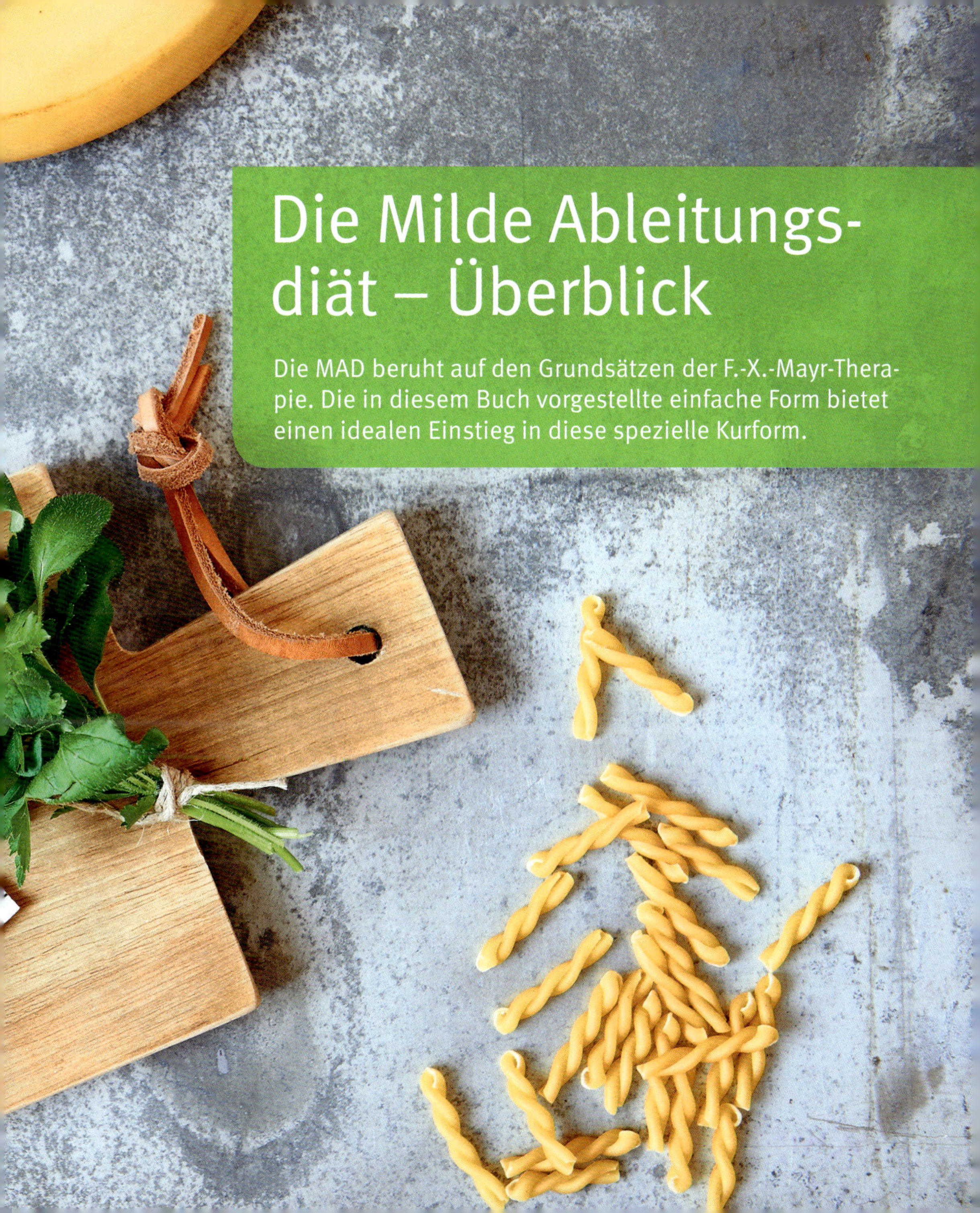

Die Milde Ableitungsdiät – der ideale Einstieg

Die Milde Ableitungsdiät hat sich bei Millionen von F.-X.-Mayr-Freunden als hochwirksame Heilkost bewährt. Vitalität und Gesundheit werden verbessert, der Organismus gereinigt und entgiftet.

Für wen ist die Milde Ableitungsdiät geeignet?

Die MAD ist geschaffen für alle Menschen – von Klein bis Groß, von Jung bis Alt. Sie geht bei der überwiegenden Mehrzahl aller Regenerationsbedürftigen, Stoffwechsel- und Risikobelasteten mit bald spürbarer Erleichterung, Entlastung und grundlegender Besserung einher. Sie dient aber auch allen noch gesunden, aber gestressten Personen zur Vorbeugung und für ein besseres Befinden und ebnet den Übergang in eine gesunde, neu orientierte Dauerkost (siehe dazu *F.X. Mayr: die gesunde Ernährung nach der Kur.* Peter Mayr, TRIAS Verlag).

Besonders wichtig ist die Milde Ableitungsdiät für Menschen, die im harten Berufsleben stehen und sich zu selten Urlaub gönnen oder gar eine Kur zugestehen. Deshalb sollten sie rechtzeitig etwas wirklich Gutes für ihre Gesundheit unternehmen, um Herzinfarkt oder anderen schwerwiegenden Erkrankungen vorzubeugen. Wenn Sie die Kur zu zweit machen, dann ist es noch motivierender, weil Sie die positiv ersichtlichen Veränderungen der Regeneration von innen und außen gegenseitig beobachten und feststellen können. Das wird Sie dazu animieren, sich in Zukunft mehr mit der Ernährung und ihren Auswirkungen auseinanderzusetzen.

Brauchen Sie eine Ableitungskur?

Fühlen Sie sich seit einiger Zeit nicht mehr wohl? Leiden Sie an Beschwerden oder Krankheiten? Oder fühlen Sie sich relativ gesund und wollen nur »vorsorglich« Ihren Körper entgiften?

Mit der folgenden Symptomliste können Sie sich selbst ein Bild machen, ob und wie sehr Sie eine Milde Ableitungskur benötigen. Welche Beschwerden erkennen Sie bei sich? Bereits eine Übereinstimmung ist ein Hinweis darauf, dass Sie eine Milde Ableitungskur benötigen. Bei mehr als einer Übereinstimmung ist sie sogar dringend erforderlich.

Körperliche Beschwerden:

- Verdauungsstörungen aller Art wie Verstopfung, Durchfallneigung, Blähungen, Völlegefühl, Sodbrennen, Magen, Leber- und Gallebeschwerden
- Übergewicht und alle damit zusammenhängenden Risikofaktoren wie erhöhte Blut- und Leberwerte, Bluthochdruck, Herzbeschwerden
- Störungen des Bewegungs- und Halteapparates wie Wirbelsäulenbeschwerden, Probleme mit den Bandscheiben, Verspannungen, eingeschränkte Beweglichkeit, Nackenschmerzen, Kreuzschmerzen
- Stoffwechselstörungen wie Diabetes mellitus, Gicht, Fettstoffwechselstörungen, erhöhtes Cholesterin
- Asthma bronchiale
- Verschlackungszeichen wie Mund- und Körpergeruch, belegte Zunge, unreine Haut, Weichteilrheuma, Cellulitis, rheumatische Ablagerungsprozesse
- Störungen des Immunsystems wie Infektanfälligkeit und Regenerationsschwäche
- hormonelle Störungen wie Regelbeschwerden, Wechseljahrsbeschwerden, Unfruchtbarkeit
- vegetative und psychosomatische Störungen wie Stimmungsschwankungen, Müdigkeit, Erschöpfungszustände, Leis-

tungsabfall, Konzentrationsschwäche, Kopfschmerzen, Migräne
- vorzeitige Alterungsprozesse
- Alkohol-, Nikotin- und Medikamentenmissbrauch

Suchen Sie sich nach Möglichkeit einen Arzt, der sowohl schulmedizinisch als auch in der Diagnostik und Therapie nach F. X. Mayr ausgebildet ist. Er wird Ihnen eine Milde Ableitungskur verordnen, die Ihrem individuellen Gesundheitszustand entspricht. Seine begleitende Behandlung und Betreuung wird Ihnen den Weg zurück zu Wohlbefinden und Gesundheit weisen.

Was bewirkt die Milde Ableitungsdiät?

Als die mildeste Variante einer Heilfasten- und Diätkur im Sinne F. X. Mayrs sorgt die Milde Ableitungskur für Schonung, Entlastung und Regeneration aller Verdauungsorgane. Die Rezepte im Kurprogramm sind geprägt von Monotonie. Sie sind besonders leicht verdaulich, reizarm und fettarm. Alles, was von den üblichen Lebensmitteln erfahrungsgemäß als schwer verdaulich bekannt ist, wird weggelassen. Bei der Zubereitung wird vorerst nahezu ohne Fett gekocht, danach werden hochwertige, kalt gepresste Pflanzenöle verwendet. Auch bei bestehenden Lebensmittelunverträglichkeiten gibt es ausreichend Alternativen.

Schonung

Schonung ist notwendig und heilsam, weil beim heutigen Zivilisationsbürger die Verdauungsorgane, insbesondere der Darm, mehr oder weniger funktionsgeschwächt, oft degeneriert und durch die übliche Zivilisationsernährung geschädigt sind. Allen voran zu viel Zucker, zu viel Fett, zu viel Eiweiß. Eine Fehlernährung führt immer zu einer Fehlverdauung!

Reinigung

Außerdem dient die Ableitungskur der Reinigung und Entschlackung des üblicherweise an verschiedenen Stellen verunreinigten Darmkanals, in dem sich oft schon jahrelang Speise- und Kotreste mit zersetzenden Gärungs- und Fäulnisgiften eingelagert haben.

Die Säuberung erfolgt durch die tägliche Darmspülung mit Bitterwässern. Dabei kommt es meist zu missfarbigen Darmausscheidungen und zum Abgang übel riechender Schlacken. Verständlich, dass danach ein inneres Reinheits- und Befreiungsgefühl empfunden wird. Schließlich erwacht auch die ermüdete Selbstreinigungskraft des Darmes. Sie ist dann in der Lage, eine neuerliche Verschmutzung der Darminnenwände zu verhindern.

Schulung

Schließlich sorgt die Milde Ableitung auch für Schulung, Wiederertüchtigung und Training der Verdauungsorgane und des darin befindlichen Immunsystems. Alle diese Heilvorgänge verbessern insgesamt grundlegend die Gesundheit des gesamten Organismus.

Heilanzeigen der Milden Ableitungskur

An erster Stelle stehen Vorbeugung und Verhütung von Krankheiten und Leiden. Nach der Entgiftung, Entschlackung und Entsäuerung von Darm, Körpersäften und -geweben durch die Kur folgt eine Verbesserung der Gesamtgesundheit. Damit einher gehen eine Stärkung der Abwehrkraft und des Immunsystems sowie eine Verbesserung bis Heilung der verschiedensten Beschwerden, Zivilisationskrankheiten, Gebrechen und Leiden.

Aufbau der Milden Ableitungsdiät

Die Milde Ableitungsdiät ist auf drei Stufen aufgebaut. Die erste Stufe, die MAD I, besteht aus Speisen, die besonders leicht verdaulich sind. Je besser Sie kauen, desto wirksamer sind die Gerichte und desto länger hält die Sättigung an. Die Dauer der MAD I ist naturgemäß individuell verschieden. Sie hängt vom Gesundheitszustand, Kurverlauf und den Bedürfnissen des Kurenden ab. Während im Schnitt zwei Wochen MAD I schon ausreichen können, werden bei gesundheitlich schwieriger gelagerten Fällen und bei allen Übergewichtigen, Risikopatienten und anderen gerne längere Zeiten in Anspruch genommen.

Die danach folgenden Stufen MAD II und MAD III fordern die Verdauungsleistung stufenweise mehr und mehr. Beide Stufen werden jeweils ein bis zwei Wochen lang durchgeführt. Bei auftauchenden Beschwerden oder Unverträglichkeiten kehren Sie wieder für ein paar Tage zur vorhergehenden Stufe der MAD II oder MAD I zurück, danach tasten Sie sich weiter vor. Sie müssen sich wohl dabei fühlen.

Wie lange kuren?

Für die ambulante Milde Ableitungskur sollte – je nach Gesundheitszustand – eine etwas längere Dauer von etwa vier bis fünf (bis zu sechs oder mehr) Wochen eingeplant werden. Im Laufe der Zeit fällt die Kur immer leichter, sodass es den meisten Teilnehmern auf zwei bis drei Wochen mehr oder weniger gar nicht mehr ankommt.

Die optimale Dauer der Gesamtkur ist nur individuell zu bestimmen. Im Allgemeinen gilt die Regel: Je strenger die Diät, desto intensiver und schneller laufen Reinigungs- und Entschlackungsvorgänge ab. Heilende Regenerationen benötigen jedoch immer eine Mindestdauer von drei Wochen. Der »innere« Arzt des Menschen lässt sich nicht zeitlich bedrängen.

Der MAD III kommt eine Sonderrolle zu. Sie ist für den Dauererfolg der Kur von tragender Bedeutung. Oft kann schon während der MAD III ein langsamer Übergang in eine neu orientierte, gesunde Ernährungsweise vorgenommen werden (siehe dazu *F.X. Mayr: die gesunde Ernährung nach der Kur.* P. Mayr, TRIAS Verlag und *F.X. Mayr für zu Hause.* P. Mayr, M. Mayr, Südwest Verlag).

Der Rückfall in den »alten Schlendrian«, der zuvor schon die Gesundheit mehr oder weniger belastet bis untergraben hat, soll vermieden werden. Stattdessen besteht Ihre Aufgabe darin, die künftige Speisenauswahl, die Küchentechnik, die Kostzusammenstellung nach dem Säure-Basen-Prinzip und die gesamte Ernährungsweise gezielt gesundheitsfördernd zu gestalten.

Die Mehrzahl der Kurenden wiederholt dann gerne nach ein bis zwei Jahren diese Kur, einfach weil sie so gut getan, mehr Wohlbefinden, Lebensfreude und Schaffenskraft gebracht hat und weil sie wissen, dass man auf dem bisher Erreichten weiter aufbauen kann und die Wiederholung leichter ist als die Kur-»Premiere«.

Im Rezeptteil finden Sie zum Großteil auch für Vegetarier zahlreiche Basisrezepte wie Brotaufstriche, Öl-Quark-Speisen, pürierte Gemüse-Basensuppen, die wichtigsten Getreidegerichte, Kartoffel-, Mais-, Reis- und viele einfache Gemüsegerichte sowie Fisch- und Fleischspeisen und vieles anderes mehr. Diese Grundrezepte beginnen mit der MAD Stufe I. Jedes dieser Rezepte kann entsprechend der nächsten Stufe MAD II und MAD III geringfügig abgeändert werden. Trotzdem bleiben die Basisrezepte im Sinne der Monotonie immer auf der gleichen Grundlage. Diese Variationen sind systematisch nach den ihnen entsprechenden MAD-Stufen aufgebaut und im Buch entsprechend gekennzeichnet.

Die Rezepte der MAD bestehen aus saisonal natürlichen, heimischen Lebensmitteln und entsprechen den Gewohnheiten und Bedürfnissen unserer Zeit. Die Speisen der MAD werden ohne Fertigprodukte, ohne Chemie, ohne Glutamat, Aroma und Geschmacksverstärker hergestellt und sorgen dafür, dass die wertvollen Inhaltsstoffe der Lebensmittel ausreichend erhalten bleiben. Nach dem Einkauf der wertvollen Lebensmittel wird eine sehr vereinfachte Küchentechnik angewendet, die sozusagen das kleine Einmaleins für eine neue Küchenpraxis mit maximaler Werterhaltung der lebenswichtigen Inhaltsstoffe darstellt. Zum Zubereiten reichen notfalls eine Kochplatte und ein Kochtopf oder eine Wokpfanne.

Das Erlernen dieser einfachen Küchentechnik zur Milden Ableitungsdiät liefert zusammen mit den dargestellten Richtlinien zur Esskultur eine solide Basis für eine dauerhafte Ernährungsumstellung. Beides hilft, das Ernährungsverhalten – vom bewussten Einkauf über eine werterhaltende Küchenpraxis bis hin zur Ausscheidung am »stillen Örtchen« – im Sinne echter Gesundheitspflege optimal zu gestalten.

Wichtig

Das Langzeitziel aller Fasten- und Ableitungskuren ist nicht nur die bestmögliche Entschlackung und Regeneration des Menschen, sondern auch der Übergang in eine gesündere, neu orientierte Ernährungsweise.

Richtlinien für die Milde Ableitungsdiät

Die erste und wichtigste Richtlinie heißt: Schonung und Entlastung der Verdauungsorgane. Je weniger Sie Ihre Verdauungsorgane während dieser Kur belasten, desto eher können sich diese erholen, Kraft gewinnen und gesunden. Sie werden sich dann Schritt für Schritt von abgelagerten Schadstoffen und giftigen Rückständen befreien und Ihren Organismus sanft und heilsam erneuern. Hierbei

Ihr regelmäßiges Tagesprogramm während der Kur

Hier finden Sie das Wichtigste für die Ableitungskur. So kann Ihr Tagesablauf während der Kur aussehen:

- Darmreinigung: Nehmen Sie morgens nüchtern ¼ Liter warmes Wasser mit einem gestrichenen Teelöffel Bittersalz und 1 Teelöffel Basenpulver ein.
- Machen Sie anschließend Bewegungsübungen und duschen Sie danach heiß und auch kurz kalt.
- Nehmen Sie frühestens ½–¾ Stunde nach Trinken des Bittersalzes das Frühstück der MAD ein. Trainieren Sie dabei die Esskultur.
- Falls möglich, machen Sie vor dem Mittagessen eine Entspannungspause. Noch besser: Legen Sie sich zumindest nach der Arbeit mit einer heißen Wärmflasche auf dem Bauch eine halbe Stunde (oder auch länger) hin.
- Nehmen Sie das Ihnen empfohlene Mittagessen der MAD erst fünf Stunden nach dem Frühstück ein. Denken Sie dabei wieder an die Esskultur!
- Abends nur den empfohlenen Kräutertee (evtl. mit einem Teelöffel Honig und etwas Orangensaft) löffelweise (!) einnehmen. Dazu bei Bedarf eine Kursemmel oder einen Dinkelfladen »zelebrieren«.

Das trinken Sie während der Kur Tagsüber sollten je nach Körpergewicht 2–4 Liter gutes Trinkwasser, stilles Mineralwasser und dünn gebrühter Kräutertee getrunken werden – zur Ausleitung der Giftstoffe über Nieren und Haut.

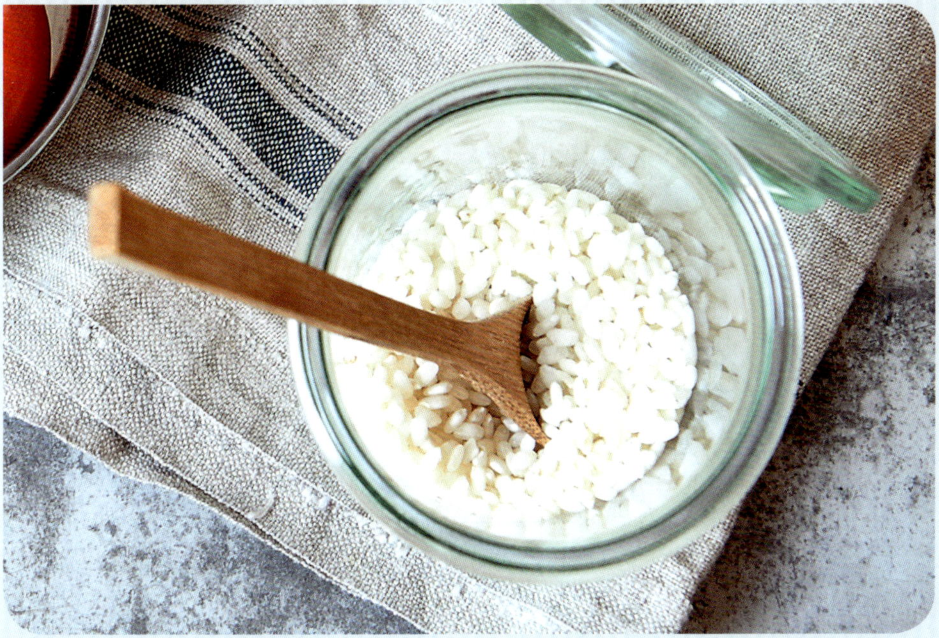

Zusätzliche Maßnahmen

- früh schlafen gehen
- feuchte Wärme auf dem Bauch beim Schlafen (Wärmflasche)
- Wechselduschen vor dem Schlafengehen: warm und kalt zweimal im Wechsel; warm beginnen, kalt enden
- Vermeidung von Stress aller Art

Was Sie meiden sollten

- Rohkost in jeder Form (Obst, Gemüse, Obstkonserven, Kompott, Fruchtsäfte, rohes Gemüse und Säfte, alle Salate)
- zellulosereiche Kost (dunkle Brote, Vollkornbrote, frische Hefebrote, Vollkorngerichte, schwer verdauliches Gemüse wie Kraut, Hülsenfrüchte, Zwiebeln, Lauch, Knoblauch).
- fettreiche Speisen (Schweinefleisch und -produkte, Würste, Mehlschwitze, Gebackenes, gehärtete raffinierte Fette und Öle)
- Zucker und Süßigkeiten in jeder Form
- Bohnenkaffee, Cola, Limonade, Alkohol
- Übermüdung, Überforderung und Stressbelastung
- spätes Schlafengehen
- Medikamente (Beraten Sie sich mit Ihrem Arzt, auf welche Medikamente während der Kur verzichtet werden kann.)
- Nikotin

helfen Ihnen die folgenden grundsätzlichen Richtlinien unserer Milden Ableitungsdiät:

Jede von Ihnen eingenommene Mahlzeit wirkt umso verdauungsschonender, bekömmlicher und heilsamer,

- je einfacher Sie den Tagesplan erstellen.
- je verträglicher, d. h. je leichter verdaulich die von Ihnen ausgewählten Lebensmittel sind;
- je ungemischter Sie auftischen. Mehrere verschiedene Nahrungsmittel in einer Mahlzeit sind schwerer verdaulich als eines allein;
- je genauer Sie sich bei der Zubereitung an die empfohlene Küchentechnik und an die Kochrezepte der MAD halten. Beachten Sie bitte: Die Verdauung beginnt schon in der Küche;
- je gründlicher Sie jeden Bissen in der Mundhöhle »vorverdauen«. Der Kurer-

Achten Sie auf sich

Was zu angenehmer Leichtigkeit und zu Wohlbefinden nach dem Essen führt, das ist für Sie besonders geeignet. Was hingegen Müdigkeit, Schwere- und Völlegefühl zur Folge hat oder was Luftaufstoßen, Blähungen und andere Unannehmlichkeiten mit sich bringt, das sollte – zumindest vorerst – total gemieden werden. Während der Kur können Sie die Signale aus dem Bauch gut kennenlernen, was dann nach der Kur für Ihre Dauerernährung sehr wertvoll ist.

- Zwischenmahlzeiten und Naschereien – auch die kleinsten Bissen – stören die ablaufenden Regenerationsvorgänge. Sie sind völlig zu meiden.
- Da abends die Verdauungssäfte weitgehend ruhen, sollte abends nur ein Heilkräutertee und bei Bedarf eine Kursemmel oder ein Fladen – richtig gekaut – eingenommen werden. Hier gilt die fernöstliche Weisheit: »Das Abendessen schenke deinem Feind!«

Je besser Sie diese und die küchentechnischen Richtlinien der MAD beachten, desto rascher werden Sie sich wohler, unbeschwerter und gesünder fühlen.

folg hängt weitgehend vom Training des Kauens, Zermahlens und Einspeichelns jedes Bissens ab;
- je bescheidener Sie sich in der Menge der Nahrungszufuhr verhalten. Jedes Zuviel an zugeführter Speise belastet die Verdauungsorgane.

Je besser Sie die Verträglichkeit jeder Speise beachten lernen – die Esskultur nach Mayr immer vorausgesetzt –, desto eher lernen Sie Ihre persönliche Heildiät und deren langsame Erweiterung kennen.

Was tun bei Hunger?

Zunächst muss man unterscheiden zwischen Hunger und dem Verlangen des verwöhnten Gaumens nach besonderen Gaumenfreuden. Dieser falsche Hunger – oder »Gusto« – verdient allerdings eine »strenge Hand«; hier hat der Mensch endlich die heilsame Gelegenheit, sich selbst als Chef über seinen Bauch zu beweisen. Sogar beim strengen Fasten heißt es: »Wer hungert, der fastet nicht – und wer richtig fastet, hungert nicht.« Wer den freiwilligen Entschluss zum Fasten getroffen hat, wird während des Fastens kein Hungergefühl wahrnehmen.

Erfahrungsgemäß kann zu Beginn der Milden Ableitungskur tagsüber gelegentlich ein Hungergefühl auftreten. Beachten Sie dann die folgenden Tipps zur »ersten Hilfe«:

Reichlich dünn gebrühten heißen Kräutertee oder Wasser trinken – oft wird damit das Hungergefühl gestillt. Wenn nicht, dann eine Kursemmel oder einen Kurfladen (Seite 62) in kleinen Stücken verzehren und dabei langsam und gründlich kauen. Bei Hungergefühl außerhalb der Mahlzeiten sollte man sich außerdem fragen, ob man die letzte Mahlzeit wirklich im Sinne der »Esskultur nach Mayr« verzehrt hat, da diese eine lang anhaltende Sättigung verschafft.

Der für den Abend empfohlene Kräutertee mit etwas Honig sollte während der Kur immer löffelweise eingenommen werden. Auf diese Weise verschafft er ein leichtes Sättigungsgefühl. Wird der Tee zu stark eingekocht oder zu schnell getrunken, kann er aber Blähungen verursachen. Achten Sie auf beste Bio-Kräutertees und lassen Sie das gekochte Wasser einige Minuten ruhen, bevor Sie die Kräuter damit übergießen.

Milde Ableitung – die Kurmaßnahmen

Genauso wichtig wie die Diät sind die Kurmaßnahmen. Sie sind wesentlicher Bestandteil der Milden Ableitungskur. Die milde Entschlackung ist der erste Schritt in ein gesundes Leben.

Die Heilprinzipien der Milden Ableitungskur stammen von den Fasten- und klassischen Mayr-Kuren ab.

Jedes besonders stark wirkende Heilmittel – und dazu gehört auch die Milde Ableitungskur – kann bei fehlerhaftem Gebrauch und bei Anwendung an dafür ungeeigneten Personen mehr schaden als nützen. Daher ist zur Durchführung der Milden Ableitungskur eine ärztliche Beratung zu empfehlen! Der Mayr-Arzt hat eine Spezialausbildung in Diagnostik und Therapie nach Mayr erhalten und mehrere Mayr- und Ableitungskuren am eigenen Leib durchgeführt. Deshalb beherrscht er die Methode und kann Sie individuell beraten, ob Sie eine intensivere oder mildere Kurform brauchen. Eine Adresse, unter der Sie eine Liste von ausgebildeten Mayr-Ärzten erhalten, finden Sie im Anhang.

Folgende Faktoren fließen in die Gesundheitsdiagnostik nach Mayr ein: Hautvitalität, Haltungsart, Bauchform, Verdauungsbefund, Verschlackungsgrad, humoraldiagnostische Zeichen, Herz-Kreislauf-Zustand und anderes mehr. Sehr oft finden sich objektive Hinweise für Krankheitsvorstufen und bislang unbeachtete Schädigungszeichen.

Die Esskultur nach Mayr

Richtiges Essen verbessert die Funktion der Speicheldrüsen und aller anderen Verdauungsdrüsen. Außerdem verhindert sie, dass zu viel gegessen wird. Das richtige Essverhalten ist das A und O der Gesundheit. Für den Erfolg Ihrer Kur ist das Wiedererlernen und Üben dieses richtigen Essens wichtig. Wenn Sie die folgenden Punkte auch nach der Kur weiterhin beherzigen, legen Sie damit den wichtigsten Grundstein für eine gesunde Zukunft.

- Nehmen Sie sich im Rahmen Ihrer Möglichkeiten genügend Zeit für Frühstück, Mittagessen und Abendessen.
- Nehmen Sie immer nur sehr kleine Bissen in den Mund. Kauen Sie und speicheln Sie jeden Bissen so lange ein, bis dessen Oberfläche so vergrößert ist, dass sie eine hundertfache Angriffsfläche für Ihre Verdauungssäfte bietet.

Nicht ohne Grund heißt es: »Gut gekaut ist halb verdaut!« Zählen Sie anfangs Ihre Kauakte pro Bissen. Durch konsequentes 30- bis 50-maliges Kauen ertüchtigen Sie Ihre Verdauungsorgane. Der Erfolg ist Ihnen sicher!

Diese Esskultur nach Mayr verschafft Ihnen eine lang anhaltende Sättigung.

Die im Rezeptteil angegebenen Mengen dienen als allgemeine Richtlinien zur Herstellung der Menüs. Bei richtigem Einspeicheln werden oft kleinere Mengen ausreichend sein – dann sollten Sie sich nicht zum Weiteressen verleiten lassen.

Genießen Sie das Essen jetzt auf die neue Art und Weise. Dabei entwickeln Sie sich automatisch von einem (möglicherweise ungehemmten) Vielesser zu einem weniger essenden Feinschmecker. So kommen Sie vom quantitativen zum qualitativen Genießen. Sie erleben eine neue Essbefriedigung und nach der Mahlzeit ein angenehmes Wohlgefühl.

Da die Nahrungs-(und Kalorien-)Zufuhr während der Ableitungskur geringer ist als bei der üblichen Normalkost, kommt es zum erwünschten Abbau der gefüllten Speicher und der Schlacken und damit zu einer Gewichtsreduktion. Der Kurende ernährt sich jetzt auch von seinen Depots und braucht daher nur wenig Nahrungszufuhr.

Eintönigkeit in der Nahrungsauswahl

In der Normalkost heißt die Devise: »So abwechslungsreich wie möglich.« Bei der Milden Ableitungsdiät gilt vorerst genau das Gegenteil: Mäßige Monotonie schont die Verdauung und heilt.

Daher essen Sie während der Kur möglichst das Gleiche zur gleichen Zeit, d. h. Aufstrich mit Fladen morgens und abends, mittags ein Gericht der MAD I, MAD II oder MAD III, welches während der Kur im Sinne der Monotonie beliebig oft gegessen werden kann. Sie können beim Vortasten Ihrer Bekömmlichkeit zu MAD III jederzeit wieder auf Gerichte der MAD I und MAD II zurückkehren. Auch wenn die Gerichte in mehreren Varianten angeboten werden, die Grundlage der Zubereitung bleibt immer gleich.

Probieren Sie daher nicht gleich alle Angebote nacheinander aus, sondern wiederholen Sie häufiger das, was Sie bisher gut vertragen haben. Suchen Sie sich von dem reichhaltigen Angebot das aus, was Sie am liebsten mögen. Wenn Sie damit zufrieden sind, bleiben Sie konsequent dabei. Anderenfalls wechseln Sie, bis Sie das Richtige gefunden haben, und bleiben dann dabei.

Die Darmspülung mit Bittersalz

Das Bittersalz wirkt in der Dosierung, die im Kurprogramm empfohlenen wird, wie ein Spülungsmittel, das Wasser an sich bindet und damit den ganzen Verdauungskanal von oben nach unten reinigt. Als Folge treten meist flüssig-breiige Darmentleerungen auf, die nicht durch das Bittersalz selbst bewirkt werden, sondern durch das daran gebundene Wasser. Diese tägliche Durchspülung wird einige Wochen lang problemlos vertragen, soll danach aber nicht beibehalten werden, weil sie zur Verwöhnung des Darmes führen könnte.

Der Nachteil des Bittersalzes besteht in einem für manche Menschen unangenehmen, fad-bitteren Geschmack. Daher empfiehlt sich Folgendes:

- Lösen Sie das Bittersalz schon am Vorabend in einem ¼-Liter-Glas mit etwas Wasser auf.
- Füllen Sie dann morgens das Glas mit heißem Wasser auf.
- Fügen Sie außerdem einige Tropfen Zitronensaft hinzu.
- Dann geben Sie zur Entsäuerung noch einen Teelöffel Basenpulver hinzu. Es verändert den Geschmack zusätzlich.

Als Ersatz für das Bittersalz können Sie F.X. Passagesalz aus der Apotheke verwenden. Nehmen Sie 2 Teelöffel auf ¼ Liter Wasser. Auch bei Durchfallneigung und für Kinder ist dieses Salz zu bevorzugen, allerdings in geringerer Dosis (½ bis 1 Teelöffel Salz auf ¼ Liter Wasser).

Die Darmspülung selbst reizt den Darm nicht. Wenn aber als Folge der Spülung abgelagerte giftige Schlackenstoffe freigesetzt und ausgeschieden werden, können diese After und Schleimhäute vorübergehend reizen. Dies ist nur ein Beweis für die Dringlichkeit der Kur. In solchen Fällen sollten Sie die Ausscheidung durch Einläufe unterstützen.

Wichtig

Verwenden Sie nur die im Kurprogramm angegebene Dosierung für das Bittersalz. Die auf manchen Apothekenpackungen empfohlene Dosierung ist für die Kur viel zu hoch. In dieser Dosierung wirkt das Bittersalz wie ein Abführmittel.

Das Basenpulver

Das Basenpulver unterstützt wirkungsvoll die Entschlackung und Entsäuerung des Organismus. Basen stärken auch Leber, Dünndarmdrüsen und Pankreas. Fügen Sie am besten 1 Teelöffel des Pulvers dem morgendlichen Bittersalz bei; abends vor dem Schlafengehen nehmen Sie noch mal 1 Teelöffel auf ¼ bis ½ Liter Wasser.

Es gibt verschiedene Basenpulver mit unterschiedlicher Wirkung. Wir empfehlen für die Kur das Basenpulver III nach Dr. E. Rauch. Es ist wie das Bittersalz in der Apotheke erhältlich und folgendermaßen zusammengesetzt:

- Natrium hydrogencarbonicum 85 g
- Calcium carbonicum 60 g
- Kalium citricum 15 g
- Natrium monohydrogen phos. 10 g
- Kalium hydrogencarbonicum 10 g
- Magnesium citricum 20 g

Ein Teelöffel dieses Mischpulvers wird in ¼ bis ½ Liter Wasser gegeben.

Wichtig

Je nach Gewicht sollen Sie täglich 2–4 Liter Wasser oder auch stilles Mineralwasser und dünn gebrühte Kräutertees trinken. Für das Trinken gilt: Wo man nichts hineingibt an Flüssigkeit, kommt auch nichts heraus an Giften!

Die Trinkkur

Jede gute Darmreinigungs-, Blutreinigungs- und Entschlackungskur ist immer mit häufiger und reichlicher Flüssigkeitszufuhr verbunden.

Die zugeführten Flüssigkeiten dienen der Mobilisierung und Ausschwemmung von Schlacken und anderen Schadstoffen über den Darm, die Nieren, die Haut (durch Hautatmung und Schweiß) und über die Lungen (mit der Ausatmungsluft). Dabei können vorübergehend üble Gerüche auftreten, von Mundgeruch, penetrant riechenden Stühlen, scharf-stechend riechendem Schweiß bis zu schlechter Atemluft. Hier beweist sich der Wahrheitsgehalt des Spruches: »Gesundheit ist Wohlgeruch, Krankheit Gestank!« Je intensiver die schlechten Gerüche sind, desto nötiger ist die Entgiftung und desto wichtiger ist reichliches Trinken.

Die Trinkkur fällt vielen Kurenden schwer. Die Rückgewöhnung an reichliches Trinken ist gesundheitlich von enormem Wert. Das gilt sowohl für die Dauer der Kur als auch für Ihr ganzes weiteres Leben!

Die ärztliche manuelle Bauchbehandlung

Sie stellt eine besonders wertvolle Hilfe für die ganze Kur dar. Dabei kontrolliert der Arzt mithilfe der Mayr-Diagnostik den Zustand des Verdauungstraktes und überprüft die Fortschritte, die sich meist schon nach kurzer Kurdauer objektiv feststellen lassen.

Bei der manuellen Bauchbehandlung erhöht und vermindert der Mayr-Arzt den Bauchinnendruck in rhythmischer Abfolge und bewirkt damit eine Steigerung der spezifischen Darmtätigkeit. Dies beschleunigt die Entgiftungs- und Entschlackungsvorgänge und erleichtert so den weiteren Kurverlauf. Durch eine Sog- und Pumpwirkung der Behandlung, die mit vertiefter Atmung einhergeht, bilden sich auch entzündliche Prozesse im Bauchraum zurück.

Der Patient merkt dies an der Verminderung oder am Schwinden von Schmerzen, die durch Druck hervorgerufen werden. Auch gestaute Organe wie die Leber lassen sich so entstauen und Druckempfindlichkeiten im Gallen-, Dünn- und Dickdarmbereich zurückbilden.

Die manuelle Bauchbehandlung stellt auch eine Art Lymphdrainage und Atemtherapie dar, die sich in der Folge auf den ganzen Menschen wohltuend auswirkt. Im Rahmen dieser Behandlung lassen sich in entspannter Atmosphäre alle Kurfragen und auch alle sonstigen Lebensprobleme mit dem Arzt besprechen. Es ist verständlich, dass eine so tiefgreifende Behandlung nur von einem eigens dafür ausgebildeten Arzt durchgeführt werden kann.

Wasseranwendungen

Wechselduschen (heiß und ganz kurz kalt), Baden, falls gewohnt auch Sauna oder Dampfbad, Schwimmen, Kneipp-Anwendungen heiß und kurz kalt – all diese Anwendungen können die Entgiftungsvorgänge während der Kur unterstützen. Besonders empfehlenswert sind die Reibebäder nach Louis Kuhne, die man selbst zu Hause durchführen kann. Informationen hierzu finden Sie im Buch *Blut- und Säftereinigung* von Dr. med. Erich Rauch.

Ergänzung von Nahrstoffen

Da heute viele Patienten erhebliche Defizite an Kalium und Magnesium aufweisen, empfiehlt der Mayr-Arzt in vielen Fällen die Zufuhr dieser und anderer Mineralstoffe. Seltener ergibt eine Testung auch Mängel an Vitaminen, beispielsweise an A, E, C und/oder B. In seltenen Fällen kommen Mängel an Spurenelementen wie Selen, Zink, Mangan und/

oder Kupfer vor. Sie müssen dann ergänzt werden.

Durch die Gesundung der Verdauungsorgane während der Kur verbessert sich ihre Fähigkeit, zugeführte Vitalstoffe zu verwerten. Sofern die erlernten Ernährungsregeln weiterhin beherzigt werden, treten auch nach der Kur neue Defizite nur noch selten auf.

Bewegung und Sport

Eine Ursache der gesundheitlichen Schwächung des Zivilisationsmenschen ist Bewegungsmangel. Körperliche Bewegung, besonders an frischer Luft, verbessert nicht nur die Sauerstoffaufnahme und Kohlensäureausscheidung. Sie aktiviert auch die Verdauungsfunktionen, stärkt das Herz-Kreislauf-System und regt die Produktion von Serotonin und Endorphinen an. Das sind die stimmungsaufhellenden »Botenstoffe der guten Laune«, die uns durch ihren wohltuenden Einfluss das Leben angenehmer und erfreulicher machen.

Gehen Sie zu Fuß, sooft es möglich ist. Joggen und Walken (schnell gehen), aber auch jede andere Bewegung, ob beim Sport oder bei der Gartenarbeit, sorgen für seelische Ausgeglichenheit, Belastbarkeit und Beweglichkeit. Sie fördern gleichzeitig auch alle Entschlackungs- und Regenerationsvorgänge Ihrer Kur. Denken Sie immer daran: Es ginge vieles besser, wenn Sie mehr gingen!

Was kann während der Kur passieren?

Manchmal treten während der Kur Reaktionen auf, die zwar meist nur kurzfristig sind, jedoch beunruhigend wirken können. Diesen sogenannten Kurreaktionen kann man mit der nötigen Gelassenheit begegnen, wenn man im Bilde ist und die Zusammenhänge versteht. Wer den positiven Sinn solcher Reaktionen erkennt, wird sie als wertvolle Heilreaktionen begrüßen und sich auf die meist bald darauf einsetzende Zustandsverbesserung freuen.

Kurreaktionen sind außerdem ein Zeichen, dass die Kur schon gut greift und Sie daher auf dem besten Weg sind, Ihre Gesundheit zu verbessern und zu stärken. Hand in Hand damit werden sich Ihre gesamte Attraktivität, Ihre Lebensfreude und Ihr Wohlbefinden steigern.

Bei allen Kurreaktionen gilt es, die Kurrichtlinien exakt zu beachten, möglichst viel zu trinken und damit die Ausschwemmung von Schadstoffen zu aktivieren. Ebenso wichtig ist viel Bewegung und – falls nötig – eine Stunde vor dem Mittagessen noch einmal die Bittersalz-Basen-Lösung einzunehmen. Meist löst sich die Reaktion dann schnell in Wohlgefallen auf.

Wichtig

Kurreaktionen verraten, dass die Entschlackungs- und Entgiftungsmaßnahmen vom Körper dringend benötigt wurden. Wer nicht erheblich verschlackt ist, bekommt auch keine Rückvergiftungserscheinungen.

Achtung – Verführer …

Wenn Sie die Ableitungskur ambulant durchführen, werden Sie die Erfahrung machen, dass Ihnen von manchen Mitmenschen mit »klammheimlichem Vergnügen« lukullische Verführungen angeboten werden.

Wenn Sie innerlich richtig eingestellt sind, haben Sie aber die Kraft, deutlich »Nein, danke« zu sagen, ohne sich dabei die gute Laune und Ausgeglichenheit nehmen zu lassen. Im Wissen, dass vermeidbare Fehler den Kurverlauf stören und eine längere Kurdauer erforderlich machen, werden Sie auch keine Leidensmiene zur Schau tragen, sondern sich den zu erwartenden guten Kurverlauf bewusst vor Augen führen.

… und Schwarzmaler

Noch eine andere Erfahrung wird von Kurenden häufig gemacht. Von manchen Personen, besonders von Übergewichtigen, die selbst unter der Diktatur ihres prallen Bauches stehen, sind Unheilsprognosen und Suggestionen zu hören: »Das kann nicht gesund sein. Das wird schiefgehen. Du wirst an Kräften verlieren, schwach und elend werden, Falten bekommen, Hängebusen und knittrige Haut.« Wer aber die Zusammenhänge rund um die Erneuerung seiner Gesundheit durch eine ordnende Diätetik verstanden hat, dem ist klar, dass echtes Gesünderwerden – trotz etwaiger vorübergehender Reaktionen – letztlich immer mit einem Besser-, Wohler- und Schönerwerden einhergeht.

Wenn Sie das bedenken, bleiben Sie unbeeindruckt von aller Schwarzmalerei und können sich sagen: »Meine Gesundheit hat Vorrang. Das wird mir guttun. Ich mache es gerne. Es wird mir für meine Zukunft echten Gewinn bringen.« Mit einer solchen Einstellung wird Ihnen jede richtig durchgeführte innere Reinigung sicher gut gelingen.

Motivation ist der Schlüssel zum Kurerfolg

Zunächst sei anhand vieler Tausender Kurpatienten festgehalten, dass ein vorzeitiges Beenden der Kur sehr selten stattfindet, sieht man von Kurabbrüchen wegen berufsbedingter Ortsveränderung, unerwarteter kurbehindernder Überbelastung und Ähnlichem ab. Bedenken Sie – eine Kur muss ernst genommen und darf nicht »so nebenbei« und schlampig durchgeführt werden!

Das folgende Beispiel zeigt, wie mangelnde Motivation den Kurerfolg verhindert: Frau S., eine ganztätig berufstätige Sekretärin, wurde von ihrer Freundin zur Kur überredet. Während sich die Freundin exakt an die Richtlinien hält und für beide die Diätgerichte zubereitet, macht Frau S. nur halbherzig mit. Sie ist wenig motiviert, liest keine Kurliteratur und lässt sich nur von ihrer Freundin beraten, nicht von einem Mayr-Arzt. Sie vernachlässigt die Esskultur, trinkt zu wenig und vergisst gerne das Bittersalz. Auch bei ihr setzen sich Darmschlacken in Bewegung, die infolge der mangelhaften Entgiftungsmaßnahmen zur Rückvergiftung führen. So bekommt sie nach einer Woche heftige Kopfschmerzen, Völlegefühl und Depressionen. Schließlich werden diese Symptome so schlimm, dass sie sich bei einem kurunerfahrenen Arzt Schmerztabletten und Psychopharmaka verschreiben lässt und die Kur abbricht. Ihre Freundin hingegen konnte die Kur erfolgreich abschließen.

Warum ist Entschlackung so wichtig?

Entschlackung bedeutet Entleerung der oft schon übervollen Körperdepots, einschließlich des schon weithin sichtbaren »Luxusbauches und -fettes«. Entschlackung bedeutet Befreiung von Körperunreinheiten, Ablagerungen und anderem, teils übel riechendem »Stoffwechselmüll«. Entschlackung führt zur

Reinigung, Entgiftung und Entsäuerung von Körper und Seele.

Der entschlackte Mensch fühlt sich nicht nur wohltuend befreit, von einer bislang oft kaum bemerkten Last erlöst, sondern auch, wie es immer wieder zu hören ist, wie »neu geboren«.

Warum neigen wir alle zur Verschlackung?

Seit Urzeiten existiert im Menschen wie auch im Tier der Selbsterhaltungstrieb durch Erwerb von Nahrung. Da es früher oft Hungerzeiten gab, war bei günstigen Gelegenheiten auch eine vermehrte Nahrungszufuhr notwendig. Diese Zufuhr reichte also über den augenblicklichen Bedarf hinaus und diente dem Überleben. So mussten die Verdauungsorgane sowohl die Kost umsetzen als auch die überreichlich verzehrte Nahrung im Körper speichern. Diese Fähigkeit ist bis heute in unseren Genen programmiert.

Unser Organismus ist ein natürliches Speichersystem für Hungerzeiten. Wenn aber, wie heutzutage, Notzeiten nicht eintreten und auch jahrelang nicht gefastet wird, werden die Speicher nie entleert und zwangsläufig immer voller.

Krank durch Wohlstand

Außerdem nimmt der Wohlstandsbürger, verführt vom Lustprinzip, zumindest gelegentlich mehr Nahrung auf, als er richtig verdauen kann, sodass der Darm verschlackt. Es ist kein Wunder, wenn dann nach und nach neue wilde »Mülldeponien« im Körper abgelagert werden, die neben unschönen Erscheinungen wie Gas- und Kotbäuchen, Fettpolstern und Zellulitis den Stoffwechsel stören und Zivilisationsleiden verursachen.

Der Konsument von heute sollte wissen, dass fast in jedem zweiten Klinikbett ein »Wohlstandskranker« liegt, für den eine Fasten- oder Ableitungskur die ursächlichste, nebenwirkungsfreieste, billigste und wahrscheinlich wirkungsvollste Therapie oder Ergänzungstherapie wäre. Er sollte auch wissen, dass heute wohl für jeden zweiten Wohlstandsbürger der Satz gilt: »Wenn der Vater deiner Leiden nicht bekannt ist, die Mutter ist die Ernährung.« Wer all diese Zusammenhänge versteht, wird sich ihrer Logik nicht entziehen können und eines Tages – früher oder später – den festen Entschluss in die Tat umsetzen: ab morgen gesünder durch Darmschonung, Darmreinigung und gesündere Ernährung.

Milde Ableitungsdiät im Büro oder bei der Arbeit

Mit ein paar Tricks gelingt die unkomplizierte und schonende Zubereitung der Speisen auch im Büro oder bei der Arbeit.

Heißes Wasser für Ihren mitgebrachten Kräutertee bekommen Sie überall. Anfangs genügen dann Fladen bzw. Kursemmeln mit den Quarkaufstrichen oder einfach mit einem guten Schafsjoghurt oder Hüttenkäse. Der Einfachheit halber essen Sie das zum Frühstück, zu Mittag und eventuell auch zu Abend. Eine Gemüsebrühe oder Basensuppe ist auch schnell warm gemacht und kann zu Mittag oder am Abend mit der Kursemmel gelöffelt werden. Aber auch die Hauptgerichte der MAD gehen schnell. Diese besonders leichten Hauptgerichte können auch am Abend zu Hause eingenommen werden. Zumeist gibt es eine Kochecke mit Kühlschrank und einer oder zwei Kochplatten. Das genügt schon, um die Hauptgerichte zu kochen oder um sie warm zu machen.

Alle Gerichte der MAD können Sie auch am Tag zuvor zubereiten. Sie können auch mehrere Portionen vorkochen und portionsweise einfrieren. Der Einfachheit halber kann auch zweimal hintereinander das gleiche Hauptgericht gegessen werden, z. B. am ersten Tag frisch gekocht und gegessen, für den nächsten Tag eine Portion zum Mitnehmen. Dies ist ganz im Sinne der Monotonie. Fast alle Gerichte lassen sich ein bis zwei Tage gut kühlen oder eben einfrieren, falls Sie am Wochenende vorkochen möchten.

Was kann ich mitnehmen?

Sie können alles, was Sie für die Kur brauchen, in einem Korb oder einer Papiertüte mitnehmen. Das beginnt bei der Kursemmel oder dem Dinkelfladen. Dazu nehmen Sie die Quarkaufstriche oder einen Becher Hüttenkäse oder ein Glas besten Natur-Schafsjoghurt. Zum Trinken nehmen Sie Wasser, Kräutertee oder Gemüsebrühe. Sehr gut eignet sich beispielsweise die pürierte Basensuppe in der Thermoskanne oder zum Warmmachen ein Getreidebrei – ebenso alle Hauptgerichte aus Reis, Polenta, Kartoffeln und Hirse.

Zelebrieren Sie das Essen auf extra schönen Tellern. Richten Sie auch eine gedämpfte Kartoffel so an, als hätten Sie den köstlichsten Kaviar vor sich. Gönnen Sie sich zum Beispiel einen kleinen Picknickkorb mit Serviette, Besteck und Trinkbecher.

Nehmen Sie sich die Zeit für Ihr Essen und achten Sie stets auf Ruhe beim Essen, damit Sie sich voll darauf konzentrieren können. Vielleicht legen Sie in der Mittagszeit ein schönes Tischtuch über Ihren Bürotisch und decken wie in einem Restaurant auf. Schalten Sie Telefon und Radio aus und pflegen Sie nur das Essen. Die Mittagszeit steht jedem gesetzlich zu. Falls möglich, gehen Sie aber in einen anderen Raum oder achten auf eine nette Umgebung, in der Sie sich beim Essen wohlfühlen. Freuen Sie sich einfach darüber, einfache Gerichte genießen zu dürfen und den Geschmack zu erkennen.

Keine Kochgelegenheit?

Das Frühstück und Abendessen nehmen Sie in diesem Fall am besten zu Hause ein. Für unterwegs oder zum Arbeitsplatz nehmen Sie mit:

- 3 Flaschen gutes Quellwasser oder stilles Mineralwasser

- 1 Teekanne für Kräutertee, 1 Thermoskanne mit Basenbrühe oder Basensuppe
- 1–2 Kursemmeln oder Kurfladen
- 1 Gefäß mit Deckel für die Quarkaufstriche, 1 Tafelmesser
- oder 1 Glas Bio-Schafsjoghurt natur oder 1 Becher Hüttenkäse mit kleinem Löffel

Hier ein paar praktische Hinweise und Tipps zum Vorbereiten und Mitnehmen:

Fladen oder Kursemmel: Zum Mitnehmen am besten erst in Klarsichtfolie, dann in Papier einschlagen. Nicht luftdicht im Kunststoffbeutel verpacken.

Aufstriche: Können Sie vorbereiten und in kleine Behälter mit Deckel füllen. Pro Mahlzeit rechnen Sie ca. 60 g Aufstrich pro Person. Ein Gefäß mit 250 g Inhalt reicht für vier Portionen. Im Kühlschrank aufbewahren oder zur längeren Aufbewahrung einfrieren. Danach gut aufrühren.

Basensuppe: Kann in einer Thermoskanne heiß abgefüllt mitgenommen werden. Wenn es aber die Möglichkeit des Aufwärmens gibt, stellen Sie die abgekühlte Basensuppe in den Kühlschrank und erhitzen sie kurz vor dem Essen diese.

Gemüsebrühe: In eine Thermoskanne heiß abfüllen und mitnehmen. Nicht salzen.

Kräutertee: Kann ebenfalls dünn gebrüht in der Thermoskanne mitgenommen werden, ist aber auch frisch schnell zubereitet, da man fast überall kochendes Wasser machen oder bestellen kann.

Hauptgerichte: Auch die im Rezeptteil vorgeschlagenen Gemüse-, Getreide-, Reis-, Fleisch- oder Nudelgerichte kann man in kleinen Behältern mit Deckel abfüllen, gekühlt mitnehmen und heiß machen, sofern es im Büro bzw. Arbeitsplatz eine Kochgelegenheit gibt. Bitte keinen Mikrowellenherd verwenden, dafür aber gerne ein Dampfgerät ohne Druck. Richten Sie Ihr bescheidenes Essen auf schönen, vorgewärmten Tellern an. Dann schmeckt es noch viel besser!

Kochgelegenheit zu Mittag?

Sie können mitnehmen:

- guten Kräutertee zur Zubereitung vor Ort (kochendes Wasser, Teekanne und Tasse am Arbeitsplatz)

So kochen Sie schnell und wertschonend

Die Rezepte der MAD bestehen aus natürlichen, heimischen Lebensmitteln und entsprechen den Bedürfnissen und Gewohnheiten. Alle Speisen der MAD werden ohne Chemie, Glutamat und Geschmacksverstärker hergestellt und sorgen dafür, dass die wertvollen Inhaltsstoffe der Lebensmittel ausreichend erhalten bleiben. Nach dem Einkauf wertvoller saisonbezogener Lebensmittel wird eine sehr vereinfachte Küchentechnik angewendet, die sozusagen das kleine Einmaleins für eine neue Küchenpraxis mit maximaler Werterhaltung der Inhaltsstoffe darstellt. Das Selberkochen soll Ihnen nebenbei auch etwas Spaß machen. Zum Zubereiten reichen bereits eine Kochplatte und ein Kochtopf oder eine Wokpfanne. Verwenden Sie für alle angeführten Rezepte Bioprodukte! Natürlich auch für die Zeit danach. So können Sie sichergehen, hochwertige, gesunde Zutaten für Ihren eigenen, einzigartigen Körper zu verwenden.

- entweder die vorgekochte kalte Gemüsebrühe zum Warmmachen (auf Kochplatte) oder die fein geschnittene Gemüsemischung zum Einkochen (Topf mit Wasser vor Ort)
- 1 Glaskrug evtl. mit Edelsteinen und einem Zweig Zitronenmelisse sowie evtl. einer Scheibe Orange oder Zitrone, damit es schön aussieht und zum Trinken animiert (Kanne bleibt vor Ort)
- 1 Gefäß mit Deckel für die Basensuppe (vor Ort eine Kasserolle zum Erwärmen, eine Tasse zum Anrichten)
- 1 Gefäß mit Deckel für das Hauptgericht und für die Beilage (vor Ort Wokpfanne oder Kasserolle)
- 1 Gefäß mit Deckel für die Gemüsebeilage (vor Ort Wokpfanne oder Kasserolle)
- 1 Kursemmel oder Dinkelfladen (vor Ort Teller mit Serviette)

Sollten Sie ein Dampfgerät vor Ort haben, so kann alles zugleich darin heiß gemacht werden.

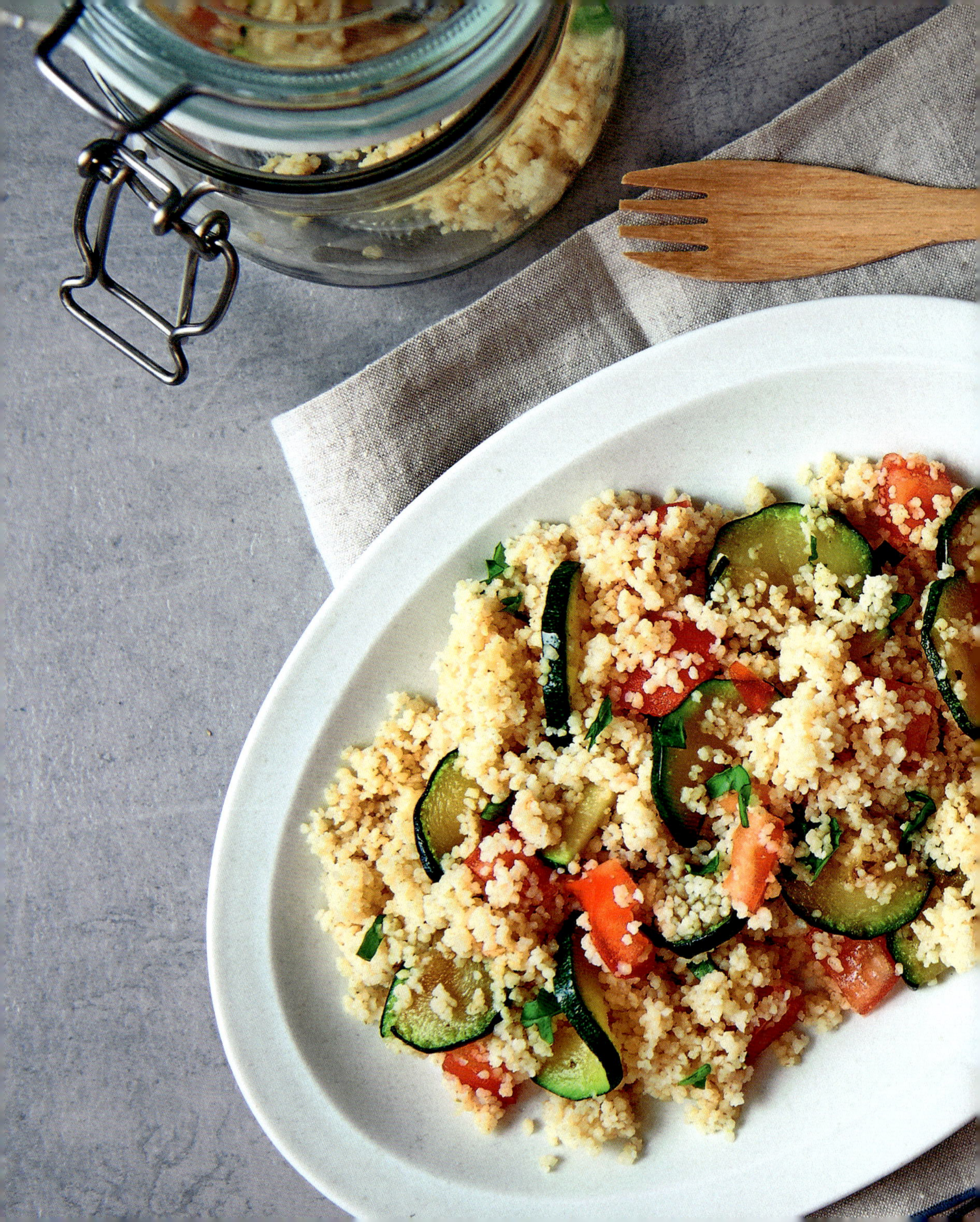

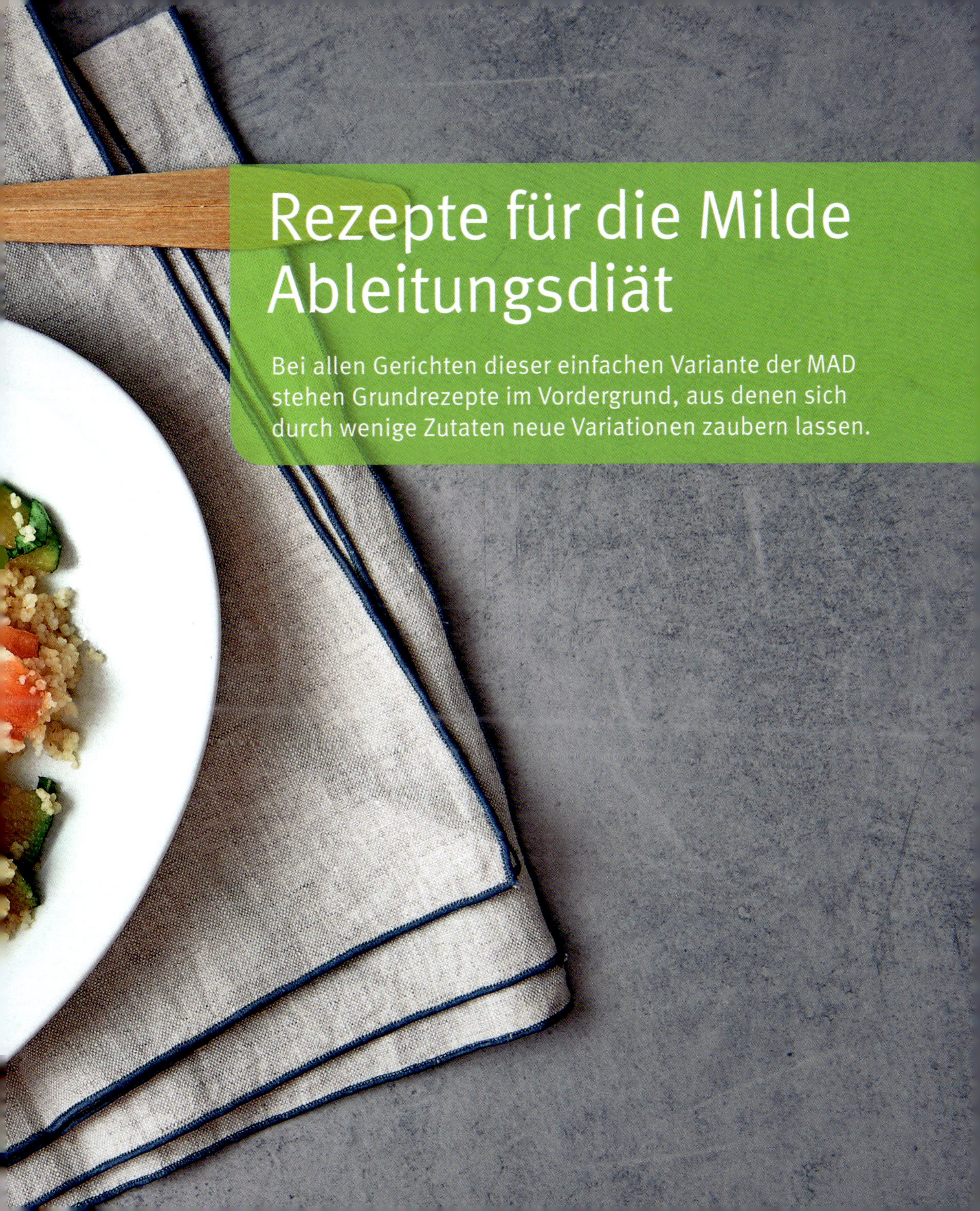

Rezepte für die Milde Ableitungsdiät

Bei allen Gerichten dieser einfachen Variante der MAD stehen Grundrezepte im Vordergrund, aus denen sich durch wenige Zutaten neue Variationen zaubern lassen.

Milde Ableitungsdiät – MAD Stufe I

In der ersten Stufe wird der Verdauungstrakt besonders geschont. Wählen Sie eine passende Mahlzeit aus den Grundrezepten der MAD I mit den vorgeschlagenen Abwandlungen.

Wenn Ihnen diese Mahlzeit gut bekommt, bleiben Sie bitte für die Zeit der MAD I dabei. So sorgen Sie für eine heilsame Monotonie.

Das Milchfrühstück mit Kursemmel – Stufe I

Zum Milchfrühstück gehören Milch, evtl. mit Malzkaffee, und Kursemmel oder Fladenbrot (mit Hüttenkäse, Schafsquark oder Gervais).

Wenn Sie Milch nicht vertragen, können Sie auch Sahnemilch probieren. Dazu mischen Sie etwa ein Viertel Sahne (Schlagrahm) mit drei Viertel Wasser. Zusätzlich möglich: frische Schafs- oder Ziegenmilch. Bei Laktoseintoleranz gibt es alle Milchprodukte ohne Milchzucker (laktosefrei) im Handel.

Malzkaffee muss nicht, aber *kann* der Milch oder Sahnemilch beigefügt werden. Sie können dazu auch Instantprodukte mit etwas Wasser verrühren und der Milch zusetzen. Malzkaffee flockt die Milch aus, wodurch sie besonders leicht verdaulich und bekömmlich wird.

Die Kursemmel

Diese ist ein drei bis vier Tage altes Weißgebäck-Brötchen aus Dinkel-Auszugsmehl (oder, falls gut vertragen, aus Buchweizen oder Roggenmehl). Die Mehle können auch zur Hälfte gemischt werden. Wenn Pilzbefall (Candida albicans) vorliegt, gibt es als Alternative Dinkelfladenbrot ohne Hefe. Solche fein gemahlenen Weißgebäcke – die Sie auch ganz schnell selbst zubereiten können – sind zwar wertarm, aber verdauungsschonend und dienen in der MAD als unersetzbarer Kau- und Einspeichelungstrainer. Die Kursemmel muss dazu ziemlich hart bzw. zäh, trocken und schnittfest sein, sodass sie zum Kauen und Einspeicheln zwingt. Sie darf keinesfalls schon bröseln. Die Speicheldrüsen erzeugen ein wertvolles Verdauungssekret, den Speichel, der beim heutigen Menschen durch die Verkümmerung dieser Drüsen viel zu wenig und in schlechter Qualität produziert wird. Das richtige Kauen der Kursemmel kann Sie wieder fit machen.

Zum Aufbewahren gehört das Fladenbrot in einen atmungsaktiven Holzbehälter. Gekauftes oder selber gebackenes Fladenbrot lässt sich aber auch gut einfrieren. Entweder eine halbe Stunde vor Gebrauch aus dem Gefrierfach nehmen und auftauen lassen oder im Backofen 2–5 Min. bei 180 °C aufbacken. Am besten schmeckt das hefefreie Fladenbrot, wenn es noch etwas warm ist. Achten Sie auch bei den Auszugsmehlen auf beste Bioqualität.

Hüttenkäse, Gervais, Schafsquark-Aufstriche: Dieser oder auch guter Speisequark (= Topfen) oder Aufstrich kann in kleiner Menge auf jedes Semmelstückchen gegeben werden. Viele Varianten von Quarkaufstrichen finden Sie bei jeder Ableitungsstufe. Pro Mahlzeit rechnen Sie ca. 40–60 g Aufstrich.

Sauermilcharten aus Biomilch: Dickmilch, Naturjoghurt, Bioghurt, Acidophilusmilch und Kefir können ebenfalls anstelle der

Milch verwendet werden. Diese gibt es auch laktosefrei.

Alternativen zu Kuhmilch: Statt Kuhmilch können Sie bei allen Aufstrichen auch andere Flüssigkeiten nehmen, beispielsweise Sahnemilch (10–20 % Sahne mit Wasser verdünnt), Gemüsebrühe, Pflanzencreme, Reis-, Hafer-, Soja-, Kokos-, Hanf-, Ziegen- oder Schafsmilch.

Ebenso können Sie statt Kuhmilchquark frischen Schafs- oder Ziegenquark verwenden. Es gibt mittlerweile immer mehr Bauern, die sich auf hervorragende Schafs- oder Ziegenmilchprodukte spezialisiert haben. Auch im Supermarkt kann man bereits gute Qualität bekommen. Besonders bei Pilzbefall zu empfehlen. Bei Laktoseunverträglichkeit greifen Sie auf laktosefreie Milchprodukte zurück.

Rezepte:
Grundrezept Dinkelbrötchen mit Hefe (Seite 60), Dinkel- oder Buchweizenfladen ohne Hefe (Seite 62)

So essen Sie die Kursemmel oder den Dinkelfladen

Kauen Sie einen kleinen Bissen der Semmelschnitte bis zur totalen Verflüssigung (= »süppeln« = in Suppe verwandeln). Danach fügen Sie dem Semmelspeichelbrei einen Teelöffel (nicht mehr!) Milch (+ Malzkaffee) zu, vermischen dies nochmals in der Mundhöhle und schlucken erst dann. Essen Sie, so viel Sie wollen, bis zur leichten Sättigung. Schlucken Sie nicht die Milch allein, weil diese sonst im Magen verklumpt. Mit dieser Essweise bleiben Sie bis zum Mittag satt und fühlen sich leicht und unbeschwert.

Kaufen Sie oder – noch besser – backen Sie Ihre Semmeln (Fladen) auf Vorrat und legen Sie sie drei bis vier Tage zugedeckt auf ein Gitter. Wenn sie noch zu weich sind, müssen sie in mehrere kleine Scheiben geschnitten werden, um schneller an der Luft zu trocknen. So können Sie auch in Klarsichtfolie gewickelt eingefroren werden. Rechnen Sie drei Semmeln oder Fladen pro Tag. Gekaufte Dinkelfladen werden bereits nach einem Tag hart, selbst gemachte halten zwei bis drei Tage.

Getreidebreie – Stufe I

Als Alternative zum Milchfrühstück können Sie auch magenwärmende Getreidebreie essen. Solche Breie eignen sich während, aber auch nach der Kur als leichtes Frühstück, Mittag- oder Abendessen zur Verdauungsschonung oder Reduktion. Vorausgesetzt, Sie essen nur eine Tasse Brei pro Mahlzeit.

Getreidebreie können aus dem verarbeiteten Korn hergestellt werden, also aus Mehl, Flocken, Grieß oder Schrot. Diese Breie sind für Eilige besonders praktisch, da sie in kaum mehr als 5 Min. fertig sind.

Tipp

Die Breie können für drei Mahlzeiten pro Tag auch gut vorgekocht und aufbewahrt werden: eine Portion gleich verwenden, den Rest abkühlen lassen und zugedeckt für später in den Kühlschrank stellen. Dann mit etwas Gemüsebrühe, Milch, Schafsmilch, Reismilch oder anderen Flüssigkeiten (auch gemischt) gut verrühren und kurz noch einmal aufkochen bzw. heiß machen.

Sie können zur Arbeit oder ins Büro mitgenommen werden, sind aber auch dort schnell frisch gekocht! Achten Sie auch hier auf beste Bioqualität.

Rezepte:

Haferflockenbrei (Seite 63)
Dinkelgrießbrei, Amaranth- oder Buchweizenbrei (Seite 63)
Glutenfreie Breie aus ganzem Korn (Seite 64)
Bulgurbrei (Seite 64)
Glutenfreier Maisgrießbrei (Seite 65)

Aufstriche für Kursemmel und Fladen – Stufe I

Die im Rezeptteil angeführten Aufstriche sind ideal zum Frühstück, als Snack, Zwischenmahlzeit, Mittagessen oder auch als leicht bekömmliches Abendessen. Man isst sie mit Brötchenscheiben oder Fladenbrot, streicht sie auf warme geschälte Kartoffelscheiben oder füllt sie in gebackene Ofen- oder Folienkartoffeln. Zusätzlich eignen sich die Aufstriche – wie Tunke – als kleine Zugabe für Gemüse-, Fisch- und Fleischgerichte. Achten Sie bei allen Produkten auf beste Bioqualität.

Rezepte:
Grundrezept Gervais-Quark-Aufstrich (Seite 66)
Kräuteraufstrich (Seite 66)
Liptauer Quarkaufstrich (Seite 68)
Forellenaufstrich (Seite 68)
Putenbrust- oder Rinderschinkenaufstrich (Seite 69)
Sesam-Gemüse-Aufstrich (Seite 69)

Brühen, Suppen und Soßen – Stufe I

Gemüsebrühen, Basensuppen und Basensoßen sind wichtige Bestandteile des Speiseplans während der Milden Ableitungsdiät. Sie sind basisch, wie schon der Name sagt, besonders leicht verdaulich und liefern – selbst gekocht aus wertvollen Zutaten – wichtige Nährstoffe.

Tipp

Alle Aufstriche im Buch können separat verpackt mit der Kursemmel oder Fladen zur Arbeit oder für unterwegs mitgenommen werden. Im Kühlschrank aufbewahrt, halten die Aufstriche gut zwei bis drei Tage.

Alle klaren Basenbrühen oder pürierten Gemüse- und Basensuppen können zur Arbeit gut mitgenommen werden. Entweder heiß abgefüllt in der Warmhaltekanne oder kalt abgefüllt und erst vor Ort (Büro) heiß gemacht.

Gemüsebrühe – das Kraftelixier

Die frisch gekochte Gemüsebrühe ohne Salz kann als heißes Getränk genossen werden, aber auch noch am nächsten Tag als Aufguss für die Basensuppen Verwendung finden. Bei der Gemüsebrühe ist die gute und vor allem unbehandelte Qualität (Biogemüse) des verwendeten Gemüses das Allerwichtigste. Verwenden Sie in der MAD zum Aufgießen ausschließlich diese »basische« Gemüsebrühe statt eventuell gewohnter »saurer« Rinder-, Hühner- oder Fischbrühe.

Um aus Gemüse eine gut schmeckende Brühe mit intensivem und angenehmem Geschmack zu erhalten, ist die Mischung der verwendeten Gemüsesorten von großer Bedeutung. Verwenden Sie dazu kräftiges Wurzelgemüse wie Karotten, Sellerieknolle, gelbe Rüben, Stangensellerie, Fenchel und Petersilienwurzel bzw. Pastinaken. Zucchini, Kürbis und Auberginen sind für diesen Zweck ungeeignet, da sie kaum Geschmack geben. Je kleiner das Gemüse – mit der evtl. gut sauber gewaschenen und gebürsteten Schale – geschnitten ist, desto kräftiger wird der Geschmack der Gemüsebrühe. Verwenden Sie dazu auch das Grün der Sellerieknolle bzw. Selleriestange, vom Fenchel oder Liebstöckelkraut und setzen Sie die Brühe immer kalt auf. Es gibt mehrere Möglichkeiten, die Gemüsebrühe stets auf Vorrat zu Hause zu haben:

- Sie können auch eine größere Menge Gemüse kaufen, klein schneiden und mit dem dazugehörigen Grün oder Liebstöckel in kleine Beutel verpackt einfrieren. Rechnen Sie ca. 300 g Gemüse für 1 Liter Brühe. In diesem Fall das Gemüse gefroren ins kalte Wasser legen, aufkochen und 20 Min. leicht köcheln lassen – und schon ist eine frische Gemüsebrühe als Basengetränk fertig.
- Oder Sie bereiten einen größeren Topf Gemüsebrühe zu (z. B. 5 Liter mit 1,5 kg klein geschnittenem Wurzelgemüse) und seihen nur jene Menge Flüssigkeit ab, die Sie für den einen Tag brauchen. Die restliche Flüssigkeit lassen Sie mitsamt dem Gemüse kalt werden und stellen den Topf dann in den Kühlschrank. So hält die Brühe gut zwei bis drei Tage.
- Wenn es zwischendurch ganz schnell gehen muss, können Sie mit kochendem Wasser und etwas pflanzlicher Streuwürze (ohne Glutamat oder Geschmacksverstärker) in Sekundenschnelle eine Gemüsebrühe zubereiten.

Der erste Auszug einer frisch angesetzten Gemüsebrühe ist das beste Basengetränk für jeweils den einen Tag und sollte während der Kur täglich frisch gekocht werden.

Ein Rest der Gemüsebrühe kann am nächsten oder übernächsten Tag statt Wasser zum Auffüllen von frisch gekochten Basensuppen oder Basensoßen weiterverwendet werden. Sie können vor dem Abseihen – aber nur falls ausdrücklich erwünscht – evtl. ein wenig (d. h. pro Liter ½ TL) pflanzliche Biogemüsestreuwürze unterrühren.

Wird die Gemüsebrühe z. B. am Ende der MAD zu einer schmackhaften Gemüsebouillon mit Einlage (= Alternative zu säureüberschüssigen Fleischbrühen) weiterverarbeitet, so wird sie zusätzlich auch etwas gesalzen. Es kommen auch noch ein paar Tropfen Sojasoße und 1 TL bestes, kalt gepresstes Leinöl oder Olivenöl in die Brühe. Dadurch sieht sie aus wie eine gewohnte klare Suppe. Dann durch ein Haarsieb seihen und anrichten. Sie können dann jede übliche Suppeneinlage in diese alternative fleischlose Gemüsebouillon geben und ruhigen Gewissens servieren.

Nochmaliges Verwerten vom Gemüse: Das nach dem Abseihen der Flüssigkeit zurückbleibende Gemüse kann zur weiteren Verwendung aus ökonomischen Gründen als Aufguss für alle Gemüse-Basensuppen oder Basensoßen evtl. noch einmal mit kaltem Wasser aufgesetzt werden (= 2. Sud). Erst danach wird das nun völlig ausgelaugte Gemüse weggeworfen. Diese ungewürzte zweite Gemüsebrühe hält sich nach dem Abkühlen einige Tage im Kühlschrank.

Eine Gemüsebrühe sollte nicht eingefroren werden, weil sie sich dadurch geschmacklich verändert, verfärbt und durch die Gerbstoffe auch trüb werden kann. Nach längerem Stehenlassen auf der Kochplatte kann sich die helle Brühe ebenfalls dunkel verfärben. Daher sollte man sie besser erst erkalten lassen und bei Bedarf erwärmen.

Basensuppen – Gemüsepüreesuppen – Stufe I

Basensuppen oder Gemüsepüreesuppen sind Basenspender und wirken auf Magen und Darm wie Heilkost. Sie sind entzündungshemmend, beruhigend und werden von Jung und Alt immer vorzüglich vertragen. Basensuppen sind die ideale Einleitung des Mittagessens und sollten während der MAD, aber auch danach möglichst nicht fehlen. Sie lassen sich mit allen saisonalen Gemüsesorten hervorragend zubereiten und schmecken einfach lecker. Beachten Sie, dass man für 1 Liter Flüssigkeit ca. 300 g festes Gemüse benötigt, um nach dem Pürieren eine cremig dickliche Suppe zu erhalten. Bei sehr wasserreichem Gemüse wie etwa Kürbis, Zucchini oder Karotten braucht man etwa ein Drittel mehr an Gemüse. Die Konsistenz kann aber auch mit ein paar mitgekochten Kartoffelstückchen entsprechend gut korrigiert werden. Die Basensuppen sind in rund 10 Min. Kochzeit fertig zum Pürieren.

Machen Sie auch nach der Kur einmal pro Woche einen Entlastungstag, an dem Sie dreimal pro Tag nur Basen-Gemüsesuppe essen und dazwischen ausreichend trinken. Das entspricht einer Entlastung von zumindest 35 Tagen pro Jahr. So können Sie sehr viel für Ihre Gesundheit und Ihr Wohlbefinden tun und ersparen sich möglicherweise einen wochenlangen, kostspieligen Kuraufenthalt.

Rezepte:

Grundrezept Basische Gemüsebrühe (Seite 70)
Kartoffel-Basensuppe (Seite 71)
Gemüse-Basensuppe (Seite 72)

Basensoße aus Gemüse oder Kartoffeln – Stufe I

Eine nahezu fettfreie und leicht bekömmliche Basensoße ist eine pürierte Gemüse- oder Kartoffelsoße. Sie wird nach der gleichen Küchentechnik hergestellt wie die Basensuppen. Die Basensoße kann ganz individuell abgewandelt und gewürzt werden, je nachdem zu welchem Gericht sie dazu serviert wird. Basensoßen passen entsprechend gewürzt und abgeschmeckt zu allen Gemüsegerichten, Fischgerichten und Fleischgerichten. Sie werden sie dort wiederfinden. In der Regel rechnet man 60 ml Soße pro Portion.

Sie können nach Bedarf etwas mehr von der Basen-Grundsoße zubereiten und diese dann ungewürzt zwei bis drei Tage im Kühlschrank aufbewahren. Bei Verwendung die benötigte Menge erhitzen, entsprechend würzen und mit etwas Sahne, Pflanzencreme, Mandelmilch, Crème fraîche, Sauerrahm oder Schafsjoghurt verfeinern. Aus einer pürierten Gemüsesuppe oder Kartoffelsuppe, auch vom Vortag, lässt sich ebenso schnell und einfach eine Basensoße zaubern.

Für unterschiedliche Geschmacksvariationen – siehe Rezeptteil – mischen Sie zusätzlich etwa ein Drittel des aufgefangenen Fisch-, Fleisch- oder Gemüsesafts vom entsprechenden Hauptgericht dazu. Zusätzlich mit etwa 2 EL Schlagsahne oder pflanzlichen Alternativen und 1 TL abgezupften Blättern von frischen Küchenkräutern im Mixglas oder mit dem Pürierstab zusammen mit der Basen-Grundsoße gut aufmixen. Sie können dazu genauso 1–2 TL Frischkräuterpesto verwenden.

Rezepte:

Grundrezept Basensoße (Seite 74)
Gemüse-Basensuppe (Seite 72)
Grundrezept Gemüse gedämpft (Seite 76)

Gemüsegerichte – Stufe I

Alle im Rezeptteil angeführten Gemüsegerichte eignen sich hervorragend als besonders leicht verdauliche, kohlenhydratarme Mittags- oder Abendmahlzeit. Auch sie tragen zur Entschlackung bei. Gemüse ist aber auch als Vorspeise oder Beilage zu Fisch- oder Fleischgerichten zu empfehlen. Dadurch werden die Eiweißgerichte – im Sinne einer Trennkost – leichter bekömmlich, als wenn Sie Brot, Reis, Nudeln oder Kartoffeln dazugeben. Gedämpftes oder gedünstetes Gemüse eignet sich ebenfalls für den wöchentlichen Entlastungstag nach der Kur.

Die Zubereitungsform beeinflusst in erheblichem Maße den ernährungsphysiologischen Wert eines Lebensmittels. Beim Garen von Lebensmitteln sind Vitaminverluste nicht zu vermeiden, doch sie können entscheidend minimiert werden. Darum: die richtige Gartemperatur wählen und so kurz wie möglich warm halten! Dünsten oder Dämpfen im Dampfgerät oder im Kocheinsatz garantiert den besten Erhalt von Vitaminen und Nährstoffen, das sind daher die wertvollsten Garmethoden für alle Gemüsesorten! Kochen in Salzwasser hingegen, blanchieren oder kalt abschrecken und in Eiswasser geben, wie es in der internationalen Gastronomie bei Gemüse üblich ist, laugt die Nährstoffe aus und ist zu vermeiden. Auch das Zubereiten von Kartoffeln in Salzwasser ist nicht mehr zeitgemäß und laugt aus, daher auch Kartoffeln mit oder ohne Schale im Kocheinsatz dämpfen.

Vorspeisen – Antipasti

Gedämpftes Gemüse eignet sich wunderbar als Antipasto. Mit Kräutern und Öl mariniertes Gemüse gehört in großer Vielfalt zum Vorspeisenangebot der italienischen Küche. Weich gegartes Gemüse, frische Kräuter und bestes kalt gepresstes Pflanzenöl – so einfach ist das Rezept. Mit zartgrünem, duftendem Olivenöl übergossen, kann man von der Karotte über Fenchel bis zum Spinat oder Mangold aus jedem Gemüse eine Köstlichkeit machen, die wiederum im Kühlschrank ein bis zwei Tage aufbewahrt werden kann. Als Antipasti werden die Gemüse erwärmt und evtl. mit einem Stück Fladenbrot genossen. Das ist auch nach der Kur eine tolle Alternative zu sämtlichen Rohkostsalaten. Am Anfang der Kur probieren Sie das gedämpfte Gemüse immer einzeln nur mit etwas Meersalz und Frischkräutern gewürzt. Erst wenn das gut vertragen wird, können Sie mischen und zusätzlich einige Tropfen Pflanzenöl über das Gemüse geben.

Beilage – Gemüse

Als passende Beilage kann man alle angeführten Gemüsegerichte zu einer kleinen (!) Portion gedämpfter Kartoffelscheiben, Nudeln, Reis oder Getreide servieren. Achten Sie dabei darauf, dass das Gemüse im Verhältnis zu den erwähnten Kohlenhydraten immer zwei Drittel ausmacht. Auch bei Fisch- oder Fleischgerichten sollte im Sinne einer Kohlenhydratreduktion besser nur Gemüse als Beilage serviert werden. Das hilft zusätzlich bei Verdauungs- und Gewichtsproblemen und sorgt für einen ausgeglichenen Säure-Basen-Haushalt. Vergessen Sie dabei aber nicht, auch das Brot wegzulassen.

Tiefkühlgemüse

Heimisches Frischgemüse nach Saison ist natürlich immer das beste Gemüse. Gefrostetes Tiefkühlgemüse hat aber auch nur einen Wertigkeitsverlust von etwa 10 Prozent. Notfalls können Sie daher gefrorenes Gemüse kaufen und für diverse Rezepte verwenden oder mit Frischgemüse mischen. Es gibt im Handel gefrostetes Wurzelgemüse und vielerlei Gemüsemischungen. Achten Sie dabei auf gute Qualität und kaufen Sie das Gemüse möglichst natur, also ohne Fett und weitere Zusätze wie etwa Glutamat in der Verpackung. Das gefrostete Tiefkühlgemüse (nach Packungsangabe) in einer Wokpfanne oder in der Kasserolle mit etwas Gemüsebrühe weich dünsten.

Tipp

Sämtliche Gemüsegerichte können Sie auch für den nächsten Tag auf Vorrat knackig garen, zur Arbeit mitnehmen und dort im Kocheinsatz oder in der Wokpfanne noch einmal kurz heiß machen. Frisch gedämpft geht aber auch schnell und schmeckt immer am besten!

Leckere Gemüsevariationen MAD I

Alle angeführten Gemüse werden zunächst wie im darunter stehenden Grundrezept weich gedämpft und dann mit etwas Meersalz, grob geschnittenen Frischkräutern oder Kräuterpesto gewürzt.

Erst wenn jeweils eine Sorte vom gewählten Gemüse gut vertragen wird, probieren Sie die nächste Gemüsesorte. Zusätzlich können Sie ein paar Tropfen kalt gepresstes Pflanzenöl über das fertige Gemüse geben. Es sei denn, Sie haben Übergewicht und wollen vorerst zusätzliche Kalorien einsparen.

Verwenden Sie bei diesen Vorschlägen ca. 250 g gereinigtes und küchenfertig geputztes Gemüse:

- Zucchinigemüse mit 1 TL Basilikum oder Basilikumpesto, evtl. 1 TL Leinöl
- Karottengemüse mit 1 TL Kerbel oder Kerbelpesto, evtl. 1 TL Leinöl
- gelbe Rüben mit 1 TL Oregano oder Oreganopesto, evtl. 1 TL Walnussöl
- Sellerieknolle mit 1 TL Majoran oder Majoranpesto, evtl. 1 TL Olivenöl
- Mangoldgemüse mit 2 EL Basensoße und 1 TL Mandelmus vermischt
- Fenchelgemüse mit 1 TL Fenchelgrün, evtl. 1 TL Rapsöl
- Petersilienwurzel oder Pastinaken mit 1 TL Petersilie, evtl. 1 TL Leinöl
- Auberginenwürfel mit 3 EL Tomatenpesto und evtl. 1 TL Hanföl
- junger Blattspinat mit 2 EL Basensoße und 1 TL Mandelmus vermischt

Rezepte:

Blattspinat mit Wurzelgemüse (Seite 77)
Gemüsesalat mit Rosmarin und Basilikum (Seite 78)
Karotten mit gelben Rüben (Seite 78)
Stangensellerie mit Gemüse (Seite 80)
Fenchelgemüse mit Tomaten (Seite 80)

Kartoffelgerichte – Stufe I

Achten Sie auch hier auf beste Bioqualität. Kartoffeln sind basisch, entwässern, entgiften und entschlacken. Da Kartoffeln ziemlich neutral schmecken, lassen sie sich mit guten kalt gepressten Pflanzenölen und Kräutern zu einer sehr leicht bekömmlichen, kaliumreichen Kraftspeise verwandeln. Ein Kartoffelbrei bzw. Kartoffelstampf eignet sich während der Kur zu Mittag, aber auch nach der Kur als besonders leichtes Abendessen. So ein frisch gemachter Kartoffelbrei ist in 15–20 Min. fertig und kann vielfältig abgeändert werden. Falls erforderlich, kann der Kartoffelbrei zusätzlich mit kalt gepressten Pflanzenölen, Nüssen, Mandeln, Butter und Schlagsahne kalorisch aufgewertet werden.

Leckere Beilagen für den Kartoffelbrei

Pro Person rechnen Sie als Beilage zum Kartoffelbrei ca. 120 g küchenfertiges Gemüse. Zu Kurbeginn sollten Sie immer nur eine Gemüsesorte verwenden, um Ihre persönliche Verträglichkeit zu erfahren. Gemischt wird das fertig gedämpfte Gemüse mit frischen Kräutern und etwas Meersalz. Siehe dazu auch selbst gemachtes Kräuterpesto. Ob Sie zum fertigen Gemüse zusätzlich eine kleine Menge bestes kalt gepresstes Pflanzenöl geben, hängt von Ihrer ganz persönlichen Verträglichkeit und vom Kalorienbedarf ab. Übergewichtige können vorerst gerne darauf verzichten.

Verwenden Sie bei den Beilagen ca. 250 g küchenfertig geputztes und gewaschenes Gemüse:

- gedämpfte Zucchinischeiben mit 1 TL Basilikum oder Basilikumpesto, evtl. 1 TL Leinöl
- gedämpfte Karottenscheiben mit 1 TL Zitronenmelisse und evtl. 1 TL Leinöl
- Scheiben von gedämpften gelben Rüben mit 1 TL Minze oder Kerbel, evtl. 1 TL Leinöl
- gedämpfte Sellerieknolle mit 1 TL Majoran oder Majoranpesto, evtl. 1 TL Leinöl
- gedünstetes Fenchelgemüse mit 1 TL Fenchelgrün und evtl. 1 TL Olivenöl
- gedämpfte Pastinakenscheiben mit 1 TL Kerbel oder Petersilienpesto, evtl. 1 TL Leinöl
- gedämpfte Auberginenwürfel mit 3 EL Tomatenpesto, evtl. 1 TL Olivenöl
- Scheiben von gedämpften Karotten mit gelben Rüben (Seite 78)
- Fenchelgemüse mit Tomaten (Seite 80)

Folien- und Pellkartoffeln

Folien- und Pellkartoffeln eignen sich anstatt Brot zum Frühstück mit Aufstrichen, als Mittagessen oder als leichtes Abendessen. Das sollten Sie auch nach der Kur manchmal essen. Pro Portion rechnet man eine mittelgroße Kartoffel, die etwa 150–200 g wiegt. Am besten eignen sich mittelfeste bzw. mehlige Kartoffelsorten dafür.

Die Kartoffeln werden unter fließendem Wasser sauber gebürstet und mit der Schale im Dampf ca. 1 Stunde weich gegart. Für Folienkartoffeln werden sie einzeln in Alufolie oder Backpapier gewickelt und im Backofen bei 200 °C ca. eine Stunde gebacken. Danach die Folie oder das Papier entfernen, Kartoffeln der Länge nach einschneiden, etwas auseinanderdrücken und mit entsprechender Gemüseeinlage oder mit Sauerrahm, Schafsquark bzw. diversen Aufstrichen gefüllt servieren. Sie können die Kartoffeln in Folie oder im Backpapier auch 2–3 Stunden im Backofen bei 80 °C warm halten oder am Morgen vordämpfen, dann auskühlen lassen und evtl. abends im Kocheinsatz über Dampf oder im Dampfgerät wieder erhitzen. Frisch gemacht schmeckt aber immer am besten!

Leckere Gemüsefüllungen oder Beilagen zuP ellkartoffeln

Dämpfen, dünsten oder braten Sie das Gemüse anfangs ohne Fett in einer beschichteten Pfanne, ab MAD III dann mit 1 TL warm gepresstem Olivenöl an, würzen Sie mit etwas Meersalz und frischen Kräutern oder mit Pesto und dünsten Sie das Gemüse zugedeckt 3–5 Minuten. 2–3 EL Basensauce können Sie zuletzt – falls erwünscht – zusätzlich untermischen.

Das zusätzliche Anreichern der Gemüse mit ein paar Tropfen bestem, kalt gepresstem Pflanzenöl ist abhängig von Ihrer Verträglichkeit und Konstitution. Übergewichtige können vorerst darauf verzichten, schlanke Personen eher nicht.

Verwenden Sie ca. 250 g küchenfertig geputztes und gewaschenes Gemüse:

- zart angebratene Zucchiniwürfel oder Scheiben mit 1 TL Basilikumpesto, evtl. 1 TL Leinöl
- gedämpfte Karottenscheiben mit 1 TL Kerbelpesto, evtl. 1 TL Mandelöl
- gedämpfte gelbe Rübenstreifen mit 1 TL Oreganopesto, evtl. 1 TL Olivenöl
- gedämpfte Sellerieknolle in Würfeln mit 1 TL Majoranpesto, evtl. 1 TL Rapsöl
- gedämpftes Mangoldgemüse mit 1 TL Mandelmus, evtl. 1 TL Hanföl
- gedämpfte Streifen vom Fenchelgemüse mit 1 TL Fenchelgrün
- gedämpfte Pastinaken mit 1 TL Petersilienpesto, evtl. 1 TL Leinöl
- zart angebratene Auberginenwürfel mit 3 EL Tomatenpesto, evtl. 1 TL Olivenöl
- Blattspinat mit Wurzelgemüse (Seite 77)
- Gemüsesalat mit Rosmarin und Basilikum (Seite 78)
- Karotten mit gelben Rüben (Seite 78)

Obige Gemüsefüllungen in die aufgebrochenen Folienkartoffeln füllen oder zu den Pellkartoffeln als Beilage geben. Es passen – wie bereits erwähnt – auch sämtliche Aufstriche als Füllung oder Beilage. Rechnen Sie pro Portion ca. 40 g vom Aufstrich. Sie können die Pellkartof-

Für Berufstätige

Kartoffeln können Sie vorgedämpft auch ins Büro bzw. zur Arbeit mitnehmen, dann pellen, in dicke Scheiben schneiden und im Kocheinsatz über Dampf etwa 5 Min. heiß machen. Alle delikaten Aufstriche eignen sich wunderbar zu den warmen Kartoffelscheiben, die Sie wie Brotscheiben verwenden. Oder statt der Aufstriche ein vorbereitetes Gemüse als Beilage in einer Wokpfanne heiß machen oder gleich frisch zubereiten. Das geht innerhalb von 10 Min.

feln auch in dickere Scheiben schneiden und die Aufstriche extra in einer kleinen Schüssel dazu servieren.

Selbst gemachte Kartoffelgnocchi

Für selbst gemachte Gnocchi werden im Ofen gebackene Kartoffeln verwendet. Die Schale bleibt dabei drauf. Durch das Backen verlieren Kartoffeln ihre Feuchtigkeit und Sie benötigen dadurch weniger Mehl für den Teig. Mit einer Zeituhr beim Backofen können Sie auch bei Abwesenheit gut vorarbeiten, wenn sich der Backofen nach einer Stunde selbst ausschaltet. Lassen Sie die fertigen Kartoffeln in der Folie im ausgeschalteten Backrohr liegen, bis Sie dazu kommen, den Teig zu machen. Die Kartoffeln sollten aber unbedingt noch heiß bzw. warm sein.

Möchten Sie Ihre Gnocchi für den nächsten Tag vorbereiten, dann nach dem Kochen auf einem Gitter erkalten lassen und vor dem Verzehr in einer beschichteten Pfanne knusprig anbraten. Ab MAD II in wenig Olivenöl mit Butter anbraten. Die gekochten Gnocchi können – beispielsweise im Büro – auch in einer Wokpfanne gut heiß gemacht werden. Tipp: Sie können die vorgekochten Gnocchi auch nebeneinander auf eine Platte legen und im Tiefkühlfach schockfrosten. Danach in kleine Gefäße mit Deckel abfüllen und einfrieren.

Solche selbst gemachten Kartoffelgnocchi sind nicht zu vergleichen mit gekauften Gnocchi, die glasig aussehen und oft pappig schmecken. Nach Ende der MAD II können Sie statt Weißmehl bereits frisch gemahlenes Buchweizen- oder Dinkelmehl für den Teig verwenden.

Rezepte:
Grundrezept Kartoffelbrei – Kartoffelstampf (Seite 81)
Sauerrahm-Quark-Soßen zu Pellkartoffeln (Seite 81)
Grundrezept Köstliche Kartoffelgnocchi (Seite 83)

Polentagerichte – Stufe I

Für die Polentagerichte können Sie entweder Biomaisgrieß (Polenta) kaufen oder die ganzen Biomaiskörner selber frisch schroten bzw. mahlen. Dazu brauchen Sie aber eine Getreidemühle.

Auch zu Polenta passen die gleichen Gemüsebeilagen wie zu den Kartoffelgerichten. Geputztes und gewaschenes Gemüse klein schneiden und im Kocheinsatz über Dampf oder im Dampfgerät weich garen. Mit etwas Basensoße, Meersalz und den frisch geschnittenen Küchenkräutern vermischen und gut abschmecken. Zum Anrichten von Polenta eignen sich ein Eisportionierer, ein großer Löffel oder eine kleine ausgespülte Form zum Stürzen. Polenta kann auch am Arbeitsplatz mit Kochgelegenheit in etwa 15 Min. fertig sein. Alternativ kann man Polenta in einer Form ausgekühlt mitnehmen, in Scheiben schneiden und anfangs ohne Fett in einer beschichteten Pfanne beidseitig kurz anbraten.

Rezepte:
Grundrezept Polenta (Seite 84)
Polenta mit Sauerrahm und Gemüse (Seite 85)
Polenta mit Sesam und Basilikumgemüse (Seite 85)

Reisgerichte – Stufe I

Verwenden Sie während der Milden Ableitungsdiät nur hochwertigen weißen Reis, möglichst Bioqualität, keinesfalls aber Vollwertreis. Denn dieser würde eine sehr starke Verdauungsleistung erfordern. Vollwertreis kommt deshalb erst nach Ende der Kur im Übergang zur Normalkost auf die Speisekarte.

Die Garzeit von weißem Reis beträgt rund 20 Minuten. Ein guter Vollwertreis braucht dagegen bis zu einer Stunde. Für Beilagen verwenden Sie Langkornreis. Basmati ist eine bekannte Sorte mit typischem, duftigem Geschmack und zählt zu den besten weißen Reissorten. Er wird am Fuße des Himalaja angebaut und beinhaltet, vom Schmelzwasser angereichert, viele hochwertige Mineralstoffe.

Für einen guten Risotto verwenden Sie weißen Rundkornreis. Das Flüssigkeitsverhältnis sollte mit ca. 1 : 2–3 gewählt werden, damit der Risotto richtig cremig wird. Die Kunst bei einem Risotto besteht darin, ihn »al dente« zu halten. Er ist

Tipp für Berufstätige

Reis kann, bereits vorgekocht, zur Arbeit mitgenommen und dort im Dampfgerät oder in der Wokpfanne mit etwas Gemüsebrühe blitzschnell heiß gemacht werden. Aber auch frisch gemacht braucht der weiße Reis nur 15 Minuten. Gekochten Reis können Sie, wie andere Gerichte auch, gut verpackt einfrieren und später in einer Pfanne mit etwas Wasser oder Gemüsebrühe wieder heiß machen. Zum Einfrieren kleine Behälter mit Deckel verwenden. Das gedämpfte Gemüse als Beilage gleich zum Reis mischen oder extra einfrieren.

in knapp 15 Min. fertig und sollte dabei ständig gerührt werden.

Ein Risotto sollte stets frisch gemacht werden. Vom Langkornreis hingegen können Sie auch mehr kochen als Sie für eine Mahlzeit benötigen. Die übrig gebliebene Portion wird abgekühlt, gut zugedeckt in den Kühlschrank gestellt und bei Bedarf in einer großen flachen Pfanne mit 2–3 EL Gemüsebrühe heiß gemacht. Dabei sollte die Brühe völlig verdunsten. Dann verfeinern, abschmecken und evtl. mit etwas Basensoße cremig machen.

Zu den Reisgerichten passen an sich wieder die gleichen leckeren Gemüse wie zu den Kartoffelgerichten. Schmecken Sie das Gemüse mit klein geschnittenen Frischkräutern oder fertigem Kräuterpesto gut ab.

Rezepte:

Grundrezept Reis und Risotto (Seite 86)
Risotto mit Gartenkresse und Parmesan (Seite 86)

Nudelgerichte – Stufe I

Nudeln werden in einer nahezu unüberschaubaren Vielfalt angeboten. Es gibt die

Selbst gemachter Nudelteig

Für 4 Portionen benötigen Sie 300 g feines Dinkelmehl, 2 Hühnereier, ca. 60 ml warmes Wasser, Meersalz und 1 EL kalt gepresstes Olivenöl

Das Mehl in eine Schüssel oder auf eine Arbeitsfläche geben, in die Mitte eine Mulde drücken und die Eier, Salz, Öl und Wasser hineingeben. Von außen nach innen (mit Hilfe einer Teigkarte) einen festen Teig kneten. Mit Klarsichtfolie zugedeckt etwa 1 Stunde im Kühlschrank rasten lassen. Dann auf einer gut bemehlten Arbeitsfläche ausrollen, kleinere Stücke schneiden und diese mithilfe einer kleinen Nudelmaschine erst dünn auswalzen, dann mit dem Aufsatz die Nudeln formen. Diese mit gut bemehlten Händen durchschütteln, damit auch die Schnittflächen bemehlt werden. In sprudelnd kochendem Salzwasser »al dente« kochen.

Nudeln auch in Bioqualität. Die Italiener sind Meister darin, jeder neuen Kreation einen klangvollen Namen zu geben – von hauchdünnen Cappelini über Spaghettini, Spaghetti und Spaghettoni bis hin zu den dicken Linguine und Fetucelle. Italienische Nudeln (= Pasta) werden aus Hartweizengrieß ohne Ei hergestellt und sind daher für die Milde Ableitungsdiät ideal. Probieren Sie trotzdem zwischendurch einmal einen selbst gemachten Nudelteig. Das Herstellen ist keine Hexerei und die damit gefertigten Nudeln schmecken einfach besser.

Rezepte:

Grundrezept Nudeln (Seite 88)
Nudeln mit Tomatenragout und Basilikum (Seite 88)
Nudeln mit Basilikumpesto (Seite 89)
Nudeln mit Gemüseragout (Seite 89)
Nudeln mit Auberginenragout (Seite 91)
Nudeln mit Gemüsesugo (Seite 91)

Getreidegerichte – Stufe I

Nicht nur aus Nudeln oder Kartoffeln lassen sich leckere und leicht verdauliche

Hauptgerichte kreieren – auch verschiedene Gräser- oder Getreidesorten liefern hier vielfältige Gestaltungsmöglichkeiten. Achten Sie auch hier auf beste Bioqualität. Probieren Sie auch einmal Gerichte aus Hirse, Bulgur oder Quinoa! Diese Getreidesorten waren über lange Zeit bei uns nicht so bekannt, sind aber sehr mineralstoffreich, bekömmlich und lecker. Außerdem können diese Gerichte auch vorgekocht zur Arbeit mitgenommen und, falls möglich, vor Ort im Dämpfer oder in der Wokpfanne mit etwas Gemüsebrühe heiß gemacht werden.

Hirse

Hirse ist ein kleinfruchtiges Spelzgetreide und gehört zur Familie der Süßgräser. Sie ist reich an organischen Mineralstoffen, unter anderem an Fluor, Schwefel, Phosphor, Magnesium, Kalium, Eisen, Vitamin B_6 und Silizium, bekannt als Kieselsäure. Deshalb wird sie im Säure-Basen-Haushalt von vielen Experten als neutral bezeichnet. Trotzdem ist die glutenfreie Hirse reich an Kohlenhydraten und enthält viele essenzielle Aminosäuren.

Die von den Schalen befreite Hirse ist im Handel unter »Goldhirse« erhältlich. Es gibt auch die dunkelschalige Braunhirse, bei der allerdings neben den wertvollen Mineralien der Blausäuregehalt bedenklich ist. Goldhirse schmeckt am besten, wenn jedes einzelne Korn aufgebrochen und gut weich gedünstet ist. Daher ist es wichtig, auf die entsprechende Zubereitung zu achten. Es ist nicht nötig, bereits vorgereinigte Goldkernhirse vor dem Kochen zu waschen, um angebliche Gerbstoffe bzw. den Bittergeschmack zu beseitigen. Sollte dieser merkbar vorhanden sein, so fördern Bitterstoffe auch die Verdauung. Die Hirse können Sie im Kochtopf kochen oder in der Kasserolle oder im zugedeckten Wok dünsten.

Falls erforderlich, können Sie einen Teil der gekochten und ausgekühlten Hirse auch einfrieren. Zum Heißmachen mit ca. 3–5 EL Gemüsebrühe verrühren, ausdünsten lassen und evtl. mit ca. ⅛ Liter Basensuppe oder Basensoße cremig machen. Zum Anrichten einen in Wasser getauchten Schöpfer oder Eisportionierer verwenden. Zu Hirse passen als Beilage die gleichen Gemüse wie zu den Kartoffeln.

Rezepte:

Grundrezept Hirse (Seite 92)
Hirse mit Zucchini und Zitronenmelisse (Seite 93)
Hirse mit Wurzelgemüse (Seite 93)

Couscous und Bulgur

Couscous wird aus Hartweizengrieß, aber auch aus Gerste oder Hirse gefertigt, kommt aus der afrikanischen Küche und wird häufig nur über Dampf gegart. Ähnlich im Aussehen, Geschmack und in der Anwendung ist Bulgur, der nicht aus Grieß, sondern aus Weizengrütze besteht und im Nahen Osten beheimatet ist. Beide Getreidesorten sind besonders schnell gar, benötigen viel Flüssigkeit und saugen diese Flüssigkeit hervorragend auf. Durch den Dampf werden die Körner weich und körnig, verkleben aber nicht wie bei der Zubereitung in Wasser. Beide Getreide haben ein hohes Quellvermögen, daher je nach Qualität die Flüssigkeit ungefähr im Verhältnis 1 : 2 bis 1 : 4 ansetzen. Bei Gemüsetöpfen evtl. zwischendurch etwas Flüssigkeit nachgießen, bis das Getreide die Flüssigkeit aufgesaugt hat und körnig trocken ausgedünstet ist. Dazwischen immer wieder auflockern. Achten Sie stets auf die richtige Hitze, damit sich das Gericht nicht »anlegen« kann; daher auch öfter umrühren.

Zu Couscous passen die gleichen Gemüsesorten bzw. Beilagen wie zu Kartoffeln. Wenn Sie Couscous oder Bulgur statt Maisgrieß verwenden, bieten auch die Polentagerichte leckere Zubereitungsvariationen. Möchten Sie das Gemüse mit dem Getreide mischen, dann mit dem Gemüse beginnen und 2–3 Min. vor dem Fertigwerden mit Gemüsebrühe und Couscous im Verhältnis 1 : 2 bis 1 : 4 vollenden. Dabei das Couscous-Getreide unterrühren, Kochplatte ausschalten und zugedeckt etwa 5 Min. im Dampf ausquellen lassen. Dazwischen nicht rühren. Kalt ist Couscous auch als Salat oder Süßspeise mit Milch, Rosinen und Mandeln bekannt.

Rezepte:

Grundrezept Couscous (Seite 94)
Couscous mit Gemüse und Schafskäse (Seite 94)
Couscous mit Portulak und Oliven (Seite 95)

Quinoa

Quinoa und Amaranth werden als glutenfreie Pseudogetreide bezeichnet. Ein jahrtausendealtes südamerikanisches Getreide, welches in den Hochebenen der Anden oberhalb einer Höhe von 4000 Metern angebaut wurde und wird. Quinoa ist arm an Kohlenhydraten, aber reich an Eiweiß und Mineralstoffen wie Kalium, Eisen, Magnesium und Phosphor. Botanisch zählt Quinoa zu den Fuchsschwanzgewächsen und ist folglich eher mit dem Spinat oder Rüben verwandt. Es wird auch Reismelde, Inkakorn oder Perureis genannt. Neben Reis, Mais, Hirse, Buchweizen und Amaranth ist Quinoa daher ein ideales Getreide für alle, die an Zöliakie leiden.

Handelsübliches Quinoa ist geschält oder gewaschen und dadurch von Saponinen befreit und entbittert. Saponine liegen auf der Samenschale und sind ungenießbar. Bei Quinoa enthält jedes einzelne Körnchen alle neun essenziellen Aminosäuren und macht diese Getreide deshalb einzigartig. Es übertrifft auch im Mineralstoffgehalt alle gängigen Getreidearten. Quinoa ist bei uns noch nicht so bekannt, schmeckt jedoch wunderbar und wird wie Reis oder Hirse im Verhältnis 1 : 2 bis 1 : 3 mit Flüssigkeit zubereitet. Achten Sie darauf, Quinoa nicht zu lange zu kochen, damit die Körnchen ihren angenehmen Biss behalten.

Tipp

Alle in diesem Buch genannten Polentarezepte können Sie auch mit Quinoa zubereiten.

Verschiedene Gemüsevariationen passen als Beilage genauso gut zum Quinoa-Getreide. Zu Beginn der Kur bitte immer nur eine Gemüsesorte verwenden. Nach der MAD können Sie aus Quinoa ähnliche Gemüsesalate machen wie mit Reis.

Rezepte:

Grundrezept Quinoa (Seite 95)

Fischgerichte – Stufe I

Bei richtiger Auswahl und Zubereitung ist Fischeiweiß leicht verdaulich. Dies beruht sowohl auf seinem relativ niedrigen Fettgehalt (außer bei Aal, Hering, Sardinen, Sardellen und Lachs, die dafür aber viel Omega-3-Fettsäuren beinhalten) als auch auf dem besonders geringen Anteil an Bindegewebe im Fischfleisch. Achten Sie stets auf beste Qualität der Fische.

Für eine gute Fischküche sind Frische und beste Qualität der Fische das A und O. Dabei ist für den Geschmack neben sauberem Wasser auch die Fütterung und Platzhaltung unserer gezüchteten Süßwasserfische ganz entscheidend. Achten Sie daher auf beste Bioqualität. Kaufen Sie die Fische am besten bereits filetiert, dann geht es am schnellsten.

Sollte es notwendig sein, einen frisch ausgenommenen Fisch im Ganzen einzufrieren oder einen Teil des filetierten Fisches, so nehmen Sie dazu gut passende Kunststoffbeutel, um den Geschmack bestmöglich zu erhalten. Zum Auftauen wird der Fisch bzw. das Filet dann in der Verpackung in einem Gefäß über Nacht in den Kühlschrank gelegt.

Die bekömmlichste und leicht verdauliche Zubereitungsart für kleine Fische oder Fischfilet ist in der MAD das Dämpfen im Kocheinsatz oder im Dampfgerät mit Frischkräutern. Hierbei laugt der Fisch nicht aus, die wertvollen Inhaltsstoffe, Nährwert sowie Geschmack bleiben erhalten und die Verdauung wird geschont.

Die Fischgerichte werden bei MAD I und MAD II aus Verdauungsgründen vorerst nur mit Gemüse zubereitet und erst während der MAD III evtl. zusätzlich mit einer kleinen Dampfkartoffel serviert. Am leichtesten verdaulich sind sämtliche Fischgerichte, wenn im Sinne der Trennkost nur gedämpftes Gemüse zum Eiweißgericht gereicht wird und man auf kohlenhydratreiche Sättigungsbeilagen wie Kartoffeln, Reis oder Nudeln verzichtet. Auch das Brot gehört nicht dazu, das im Restaurant leider immer als Erstes auf dem Tisch steht.

Die nun folgenden Gemüsebeilagen können – falls Sie wollen – mit 2–3 EL Basensoße und klein geschnittenem, frischem Basilikum oder Kräuterpesto gemischt werden, dadurch wird das Gemüse cremiger. Oder Sie bereiten extra eine Basensoße mit Basilikum zu und geben diese Soße und 2–3 EL Weißwein in jene Pfanne, wo auch der Fisch angebraten wurde. Oder Sie mischen beim Dämpfen von Fisch etwa ⅓ Fischfond und 2–3 EL Weißwein zur Basensoße, um den Geschmack abzurunden. Die Basensoße kann notfalls auch von der Basensuppe abgeleitet werden.

Gemüsebeilagen zu Fischgerichten für MAD I und MAD II

Verwenden Sie ca. 250 g küchenfertig geputztes und gewaschenes Gemüse: Das kalt gepresste Pflanzenöl können jene auch weglassen, die sich das vom Gewicht her leisten können. Normalgewichtige nur dann, wenn die Verträglichkeit nicht mitspielen sollte.

- zart gebratene Zucchinischeiben mit 1 TL Basilikum oder Basilikumpesto, evtl. 1 TL Leinöl

- gedämpfte oder gedünstete Karottenscheiben mit 1 TL Minze und evtl. 1 TL Olivenöl
- gedämpfte gelbe Rübenscheiben mit 1 TL Oregano oder Oreganopesto, evtl. 1 TL Leinöl
- gedämpfte Sellerieknolle mit 1 TL Majoran oder Majoranpesto, evtl. 1 TL Hanföl
- gedämpftes Mangoldgemüse mit 1 TL Mandelmus, evtl. 1 TL Mandelöl
- gedämpftes Fenchelgemüse mit 1 TL Fenchelgrün, evtl. 1 TL Rapsöl
- gedämpfte Pastinaken mit 1 TL Petersilie oder Petersilienpesto, evtl. 1 TL Leinöl
- zart angebratene Auberginenwürfel mit 3 EL Tomatenpesto, evtl. 1 TL Olivenöl
- gedämpfter Blattspinat mit 1 TL Mandelmus

Falls die Bekömmlichkeit mitspielt, können Sie den Versuch wagen, erstmals zwei angeführte Gemüsesorten jeweils mit der halben Menge zu mischen.

Rezepte:

Grundrezept frisch gedämpfter Fisch (Seite 96)
Forelle oder Saibling im Fischsud (Seite 97)
Fisch aus dem Backofen (Seite 98)
Filets vom Petersfisch mit Gemüse im Dampf (Seite 100)
Goldbrasse auf buntem Fenchelgemüse (Seite 101)

Fleischgerichte – Stufe I

Bei der Milden Ableitungsdiät gibt es anfangs bis zur MAD II nur wenig und leichter verdauliches weißes Fleisch, also etwas vom Huhn, von der Pute oder vom Kalb. Erst in der MAD III wird die Verdauungsleistung durch den Verzehr von wenig und selten gewähltem roten Fleisch wie etwa Rind, Wild oder Lamm vermehrt gefordert. Hält Ihre Verdauungsleistung nicht mit, so kehren Sie wieder zum weißen Fleisch zurück. Fleisch ist aufgrund des muskulären Bindegewebes grundsätzlich schwerer verdaulich und daher auch intensiver zu kauen als ein zarter Fisch, der schon von seiner Struktur her viel bekömmlicher ist. Der Eiweißgehalt ist bei Fleisch und Fisch annähernd gleich, etwa 20 g EW auf 100 g Fleisch oder Fisch. Es wird empfohlen – auch für die Zeit nach der Kur – pro Woche 3 × vegetarisch und 2 × Fleisch und 2 × Fisch zu essen.

Wie beim Fisch sind auch beim Fleisch Pflege, Haltung und Fütterung der Tiere entscheidend für beste Bioqualität. Der Geschmack und die biologische Eiweißverwertung hängen davon ab. Außerdem ist es beruhigend zu wissen, woher das Tier kommt und woher das Fleisch stammt. Kaufen Sie – wenn möglich – beim Metzger Ihres Vertrauens. Achten Sie auf Bioqualität und kaufen Sie nur die Menge ein, die Sie bis zum übernächsten Tag verbrauchen.

Fett sparen

Völlig auf Fett zu verzichten ist nur kurzfristig ratsam. Die Devise sollte lauten: grundsätzlich fettarme Lebensmittel einkaufen und bei deren Zubereitung sehr sparsam mit Fett oder Öl umgehen. Zum Anbraten nur wenig warm gepresste, aber keine kalt gepressten Pflanzenöle nehmen. Hochwertige, kalt gepresste Pflanzenöle dazu verwenden, um die fertigen Speisen oder Gemüse hinterher zu veredeln.

Um beim Zubereiten der Gerichte Fett zu sparen, gibt es mehrere Möglichkeiten:

- Das Fett oder Öl mit einem Pinsel in die Pfanne streichen.
- Beschichtete Pfannen verwenden, wo ohne Fett gebraten werden kann.
- Anfangs das Mengenverständnis mit einem Teelöffel messen: 1 TL = 3 g Fett, 1 EL = 5 g
- Bratfolien, Römertopf und Spezialgeschirr verwenden.

Im Sinne einer leichteren Verdaubarkeit, aber auch im Sinne der Trennkost und Kohlenhydratreduktion, wird zu eiweißreichen Fisch- und Fleischgerichten anfangs ausschließlich eine Sorte Gemüse als Beilage serviert, später zwei bis drei Sorten gemischt. Alle Fisch- und Fleischgerichte sind ohne Brot oder kohlenhydratreiche Beilagen (Nudeln, Reis, Getreide, Kartoffeln) nur mit Gemüse viel bekömmlicher und leichter verdaulich. Es passen auch hier die gleichen Gemüse als Beilage wie bei den Fischgerichten.

Rezepte:
Naturschnitzel mit Kräuter-Basensoße (Seite 102)
Grundrezept Putenbrust mit Gemüse im Backofen (Seite 103)
Hühnerfleisch mit Mangold und Fenchel im Wok (Seite 104)

Abendessen – Stufe I

Am Abend ist der Organismus von der Tagestätigkeit ermüdet. Auch die Verdauungsorgane verringern ihre Aktivität. Daher werden während der Mayr- und Ableitungskuren zur Verdauungsentlastung und Energieeinsparung abends nur Kräutertee und bei Bedarf eine Kursemmel oder ein Dinkelfladen mit etwas Aufstrich gereicht. Das können Sie auch für die Zeit nach der Kur zumindest zwischendurch beibehalten, auf alle Fälle aber dann, wenn es Ihnen einmal nicht so gut geht.

Bei der Milden Ableitungsdiät in diesem Buch, die ja vorwiegend für Berufstätige und als Einstieg in die Mayr-Kur zu verstehen ist, fällt das Abendessen etwas weniger spartanisch aus. Dafür ist aber die Zeit der Durchführung entsprechend zu verlängern (ca. vier bis sechs Wochen), um den gleichen Erfolg zu haben wie bei einer strenger geführten Entschlackungs- und Entgiftungskur über drei Wochen. Sollten Sie zu Mittag aus Berufsgründen gar nicht dazu kommen, die Gerichte der MAD zu essen, so können Sie am späten Nachmittag oder frühen Abend das Mittagessen nachholen, indem Sie eines der besonders leicht verdaulichen Gerichte aus dem Rezeptteil der MAD I auswählen. Hier einige Vorschläge für ein leichtes Abendessen:

- Brotfladen/Kursemmel mit Aufstrich und Kräutertee
- Getreidebreie
- Pellkartoffeln mit Sauerrahmsoße oder Gemüse
- Couscous, Reis, Nudeln oder Hirse mit Gemüse
- Gemüsegerichte
- Fischgerichte mit Gemüse
- Fleischgerichte mit Gemüse

Alle Obstsorten, Kompotte und Salate sind wegen ihrer besonderen Gärungsfreudigkeit abends zu meiden. Das gilt übrigens generell, auch für die Zeit nach der Ableitungskur.

Grundrezept Dinkelbrötchen mit Hefe

Für 15 Stück à 40 g
45 Min.

- 500 g Dinkel-Auszugsmehl
- evtl. zur Hälfte gemischt mit Buchweizen- oder Roggen-Auszugsmehl
- ca. 370 ml warmes Wasser oder zur Hälfte Milch
- 1 Würfel frische Hefe (42 g) oder 1 Päckchen Trockenhefe
- etwas Meersalz
- 1 TL Kümmel oder Anis gemahlen

- Dinkelmehl, warmes Wasser, zerbröckelte Hefe, Salz und Gewürze zu einem gut formbaren Teig kneten. Falls der Teig zu weich ist, noch etwas Mehl dazugeben.

- Ein Tuch darüberlegen und an einem warmen Ort ca. 20 Min. gehen lassen.

- Auf einer bemehlten Arbeitsfläche gut durchkneten, eine lange Rolle formen und davon 15 ca. 40 g schwere Teigstücke abstechen.

- Entweder gleich so backen oder daraus 15 kleine Brötchen formen, auf ein bemehltes Backblech legen, mit einem Tuch zudecken und 15–20 Min. gehen lassen.

- Im vorgeheizten Ofen bei ca. 200–220 °C 15–18 Min. hellbraun backen und die Brötchen auf einem Gitter erkalten lassen.

Tipp Bei einer Glutenunverträglichkeit können Sie die Brötchen oder Fladen auch mit reinem Buchweizenmehl machen. Die Brötchen am besten zwei bis drei Tage zum Trocknen liegen lassen (je nach Luftfeuchtigkeit). Danach für Kurzwecke in vier bis sechs dickere Scheiben schneiden und evtl. noch etwas nachtrocknen.
Auch zum Einfrieren gut geeignet. Einzeln in Klarsichtfolie verpackt schockfrosten, dann zusammen in einen größeren Plastikbeutel geben. Zwei Stunden vor Gebrauch einzeln herausnehmen und auftauen lassen.

Nährwerte
113 kcal • 4 g E • 1 g F • 22 g KH • 2 BE

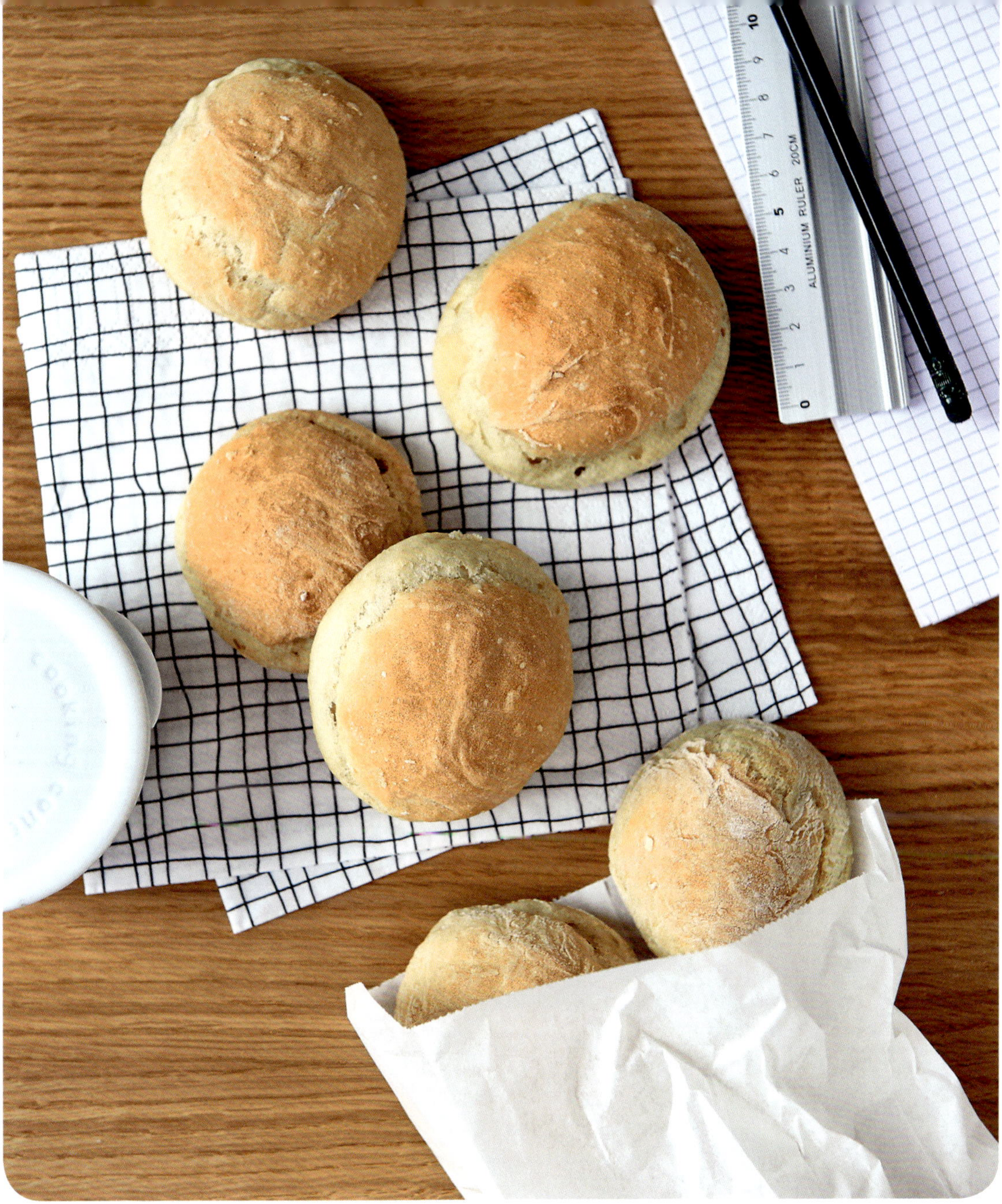
ALUMINIUM RULER 20CM

Dinkel- oder Buchweizenfladen ohne Hefe

Für 12 Stück à 40 g

30 Min.

- 500 g fein gemahlenes Dinkelmehl oder Buchweizenmehl
- alternativ davon 250 g durch Roggenauszugsmehl ersetzen
- ½ l kohlensäurereiches Mineralwasser
- Meersalz
- Anis oder Sesam

- Den Backofen mit Umluft auf 220 °C vorheizen.

- In einer Schüssel alle Zutaten zu einem glatten Teig verrühren.

- 2 Backbleche mit Backpapier auslegen. Mit einem nassen Esslöffel pro Blech 6 ca. 40 g schwere Teigstücke verteilen und dünne Fladen formen. Den Esslöffel dabei immer wieder in lauwarmes Wasser tauchen und die Teigstücke damit zu gleichmäßig flachen, sehr dünnen Fladen ausstreichen.

- Bei 220 °C im vorgeheizten Ofen 20 Min. bräunlich backen.

- Vom Papier lösen und auf einem Gitter erkalten lassen.

Tipp Achten Sie beim Getreide auf beste Bioqualität und darauf, dass wegen der Schonung während der MAD-Kur nur Dinkel-, Buchweizen oder Roggen-Auszugsmehl verwendet werden darf – kein Vollkornmehl! Frisch gemahlenes Vollkornmehl können Sie am Ende der Kur verwenden und die Verträglichkeit testen. Da bei den Fladen keine Hefe enthalten ist, sind die Fladen nach dem Backen sofort servierfähig. Sie schmecken am nächsten Tag sogar noch besser und halten sich zwei bis drei Tage. Sie können aber auch frisch gebacken auf Vorrat noch warm eingefroren werden. Mindestens eine halbe Stunde vor dem Verzehr herausnehmen.

Nährwerte

139 kcal • 5 g E • 1 g F • 28 g KH • 2 BE

Haferflockenbrei

Für 2 Portionen
5 Min.

3 gehäufte EL (60 g) Haferflocken • ca. ½ l Gemüsebrühe (Seite 70) oder ¼ l Gemüsebrühe mit ¼ l Milch gemischt (falls Kuhmilch nicht vertragen wird: Sahnemilch = ca. 20 % Sahne mit ca. 80 % Wasser verdünnen, laktosefreie Milch oder ca. ½ l Reis-, Hafer- oder Kokosmilch verwenden) • etwas Meersalz

- Getreideflocken in die heiße Flüssigkeit streuen.
- Unter häufigem Rühren etwa 3–5 Min. köcheln lassen.
- Anrichten und garnieren.

Nährwerte

191 kcal • 8 g E • 6 g F • 25 g KH • 2 BE

Getreidebreie variabel

Für 2 Portionen
5 Min.

60 g Dinkelgrieß, Amaranth oder Buchweizenmehl (glutenfrei) oder Dinkel-, Hafer-, Reis- oder Gofiomehl (glutenfrei, Seite 65) • ca. ½ l Gemüsebrühe oder andere Flüssigkeit (siehe Rezept Haferflockenbrei) • etwas Meersalz

- Das gewählte Getreide (außer Grieß) entweder kurz zuvor in der Getreidemühle fein mahlen oder als Mehl im Reformhaus kaufen.
- Getreidemehl mit einem Schneebesen mit der gewählten Flüssigkeit kalt anrühren.
- Unter langsamem, ständigem Rühren mit dem Schneebesen 5 Min. köcheln lassen.
- Nett anrichten und mit einem Teelöffel essen.

Nährwerte

98 kcal • 3 g E • 0 g F • 21 g KH • 2 BE

Glutenfreie Breie aus ganzem Korn

Für 2 Portionen
30 Min.

60 g Goldkernhirse, Buchweizen oder Quinoa im ganzen Korn • ca. ½ l Flüssigkeit (entweder halb Milch, halb Wasser oder Wasser mit etwas Sahne oder nur Wasser) • etwas Meersalz

- Getreide mit Flüssigkeit ca. 10 Min. köcheln lassen. Öfter umrühren.
- Zugedeckt ca. 15 Min. auf Stufe 1 breiig ausquellen lassen.
- Anrichten, garnieren und langsam mit einem Teelöffel essen.

Nährwerte
106 kcal • 3 g E • 1 g F • 21 g KH • 2 BE

Bulgurbrei

Für 2 Portionen
7 Min.

60 g Bulgur oder Couscous (= vorgekochter Hartweizen) • ½ l Wasser und ¼ l Milch • etwas Meersalz

- Getreide mit Flüssigkeit einmal aufkochen. Kochplatte ausschalten.
- Auf der Kochplatte zugedeckt 5 Min. breiig ausquellen lassen.
- Anrichten und servieren.

Nährwerte
97 kcal • 3 g E • 0 g F • 21 g KH • 2 BE

Glutenfreier Maisgrießbrei

Für 2 Portionen
15 Min.

- 60 g Maisgrieß, frisch geschrotetes Mais- oder Gofiomehl
- je ¼ l Milch und Wasser
- etwas Meersalz

- Getreide mit Flüssigkeit ca. 3–4 Min. kochen lassen. Kochplatte ausschalten.
- Brei zugedeckt etwa 10 Min. ausquellen lassen.

Tipp Gofiomehl – etwas ganz Besonderes:
Mit Gofiomehl können Sie in 5 Min. einen glutenfreien, besonders aromatischen Brei kochen. Dieses köstlich schmeckende Mehl aus gerösteten Maiskörnern oder auch anderen gerösteten Getreidearten gibt es in Reformhäusern und inzwischen auch in vielen Supermärkten fertig zu kaufen. Für die Kur ist vorerst aber nur der Mais geeignet.
Sie können ein glutenfreies, besonders leicht verdauliches Mais-Gofiomehl aber auch selbst herstellen: Legen Sie hierzu ganze, getrocknete Maiskörner auf ein Backblech. Im vorgeheizten Backofen bei 200–220 °C 30–40 Min. braun rösten. Alternativ können Sie die Maiskörner unter Rühren auch in einer großen, trockenen Pfanne rösten. Das Getreide bekommt durch den Röstprozess einen angenehmen, nussartigen Geschmack. Auskühlen lassen und in der Getreidemühle zu feinem Mehl mahlen. Das Mehl gleich weiterverwenden oder zum Aufbewahren in Gläser mit Schraubdeckel füllen.
Kochen Sie daraus einen leicht verdaulichen Mais-Getreidebrei wie oben beschrieben!

Nährwerte
103 kcal • 3 g E • 0 g F • 22 g KH • 2 BE

Kräuteraufstrich

Für 4 Portionen

5 Min.

250 g Gervais-Quark-Aufstrich (Seite 66) • 1 EL (30 g) saure Sahne • 1 EL Küchenkräuter, frisch geschnitten • 2 EL (10 g) kalt gepresstes Leinöl oder Olivenöl • Meersalz

- Bereiten Sie den Grundaufstrich ohne Milch zu.

- Mengen Sie die saure Sahne, Salz und die Küchenkräuter darunter.

Tipp Sie können statt Gervais auch Frischkäse oder Hüttenkäse verwenden. Sehr gut schmeckt der Kräuteraufstrich auch mit frischem Schafs- oder Ziegenquark. Mit Klarsichtfolie abgedeckt im Kühlschrank aufbewahren. Vor der weiteren Verwendung gut durchrühren und evtl. mit etwas Wasser verdünnen. Es geht natürlich auch nur mit einer Sorte Quark oder Hüttenkäse.

Nährwerte

82 kcal • 9 g E • 5 g F • 3 g KH • 0 BE

Grundrezept Gervais-Quark-Aufstrich

Für 4 Portionen

5 Min.

150 g Magerquark, Schafs- oder Ziegenquark • 100 g Gervais, Frischkäse oder Hüttenkäse • ca. 6 EL (60 ml) Milch • Meersalz

- Verrühren Sie alle Zutaten in einer Schüssel zu einem glatten Aufstrich.

- Den Aufstrich zum Aufbewahren gut zugedeckt in den Kühlschrank stellen.

- In kleinen Schalen portionsweise anrichten.

Tipp Sie können auch nur eine Sorte Quark oder Frischkäse verwenden und anrühren!

» Kräuteraufstrich

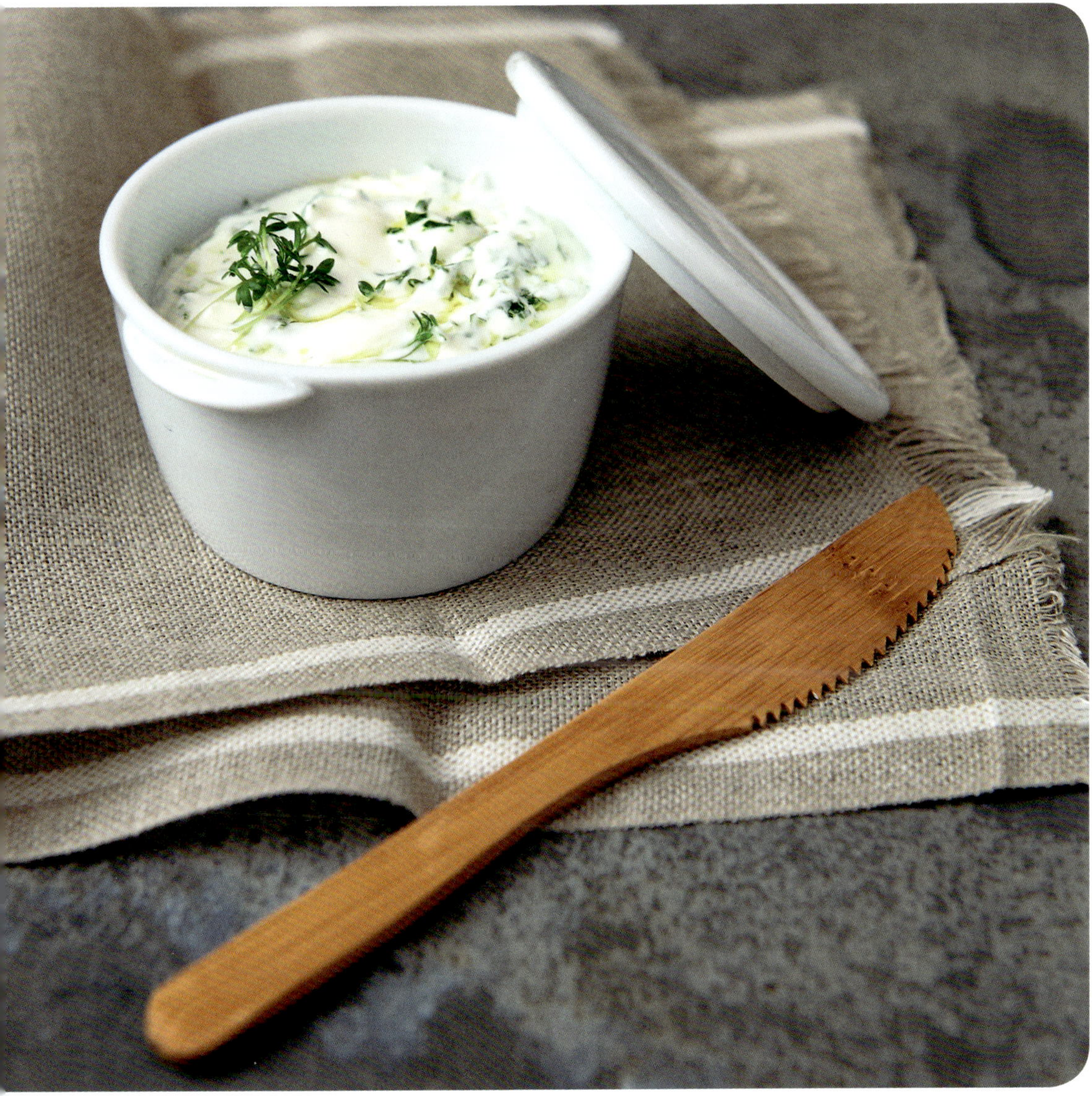

Liptauer Quarkaufstrich

Für 4 Portionen
5 Min.

250 g Gervais-Quark-Aufstrich (Seite 66) • 1 TL Paprikapulver edelsüß • 1 TL Küchenkräuter frisch geschnitten • 1 EL (5 g) bestes, kalt gepresstes Leinöl oder Olivenöl • Meersalz

- Das Paprikapulver, Salz, Öl und die Kräuter unter den Grundaufstrich mischen.

- Mit einem kleinen Eisportionierer je 2 Bällchen auf einem Dessertteller anrichten.

Nährwerte
74 kcal • 9 g E • 3 g F • 3 g KH • 0 BE

Forellenaufstrich

Für 4 Portionen
5 Min.

250 g Forellenfilet oder Saibling, geräuchert ohne Haut • 60 ml Pflanzencreme oder Sahne (10 % Fett)

- Die klein geschnittenen Filets im Cutter (kleiner Mixer mit rotierendem Messer) mit Sahne cremig pürieren. Würzen erübrigt sich durch den Räuchergeschmack!

- Eine Portion anrichten, den Rest mit Klarsichtfolie abgedeckt in den Kühlschrank stellen.

Tipp Auf die gleiche Art können Sie auch einen Wildlachsaufstrich zubereiten.

Nährwerte
92 kcal • 14 g E • 4 g F • 0 g KH • 0 BE

Putenbrust- oder Rinderschinkenaufstrich

Für 4 Portionen

5 Min.

250 g geräucherte Putenbrust oder gekochter Rinderschinken • ca. 150 ml Pflanzencreme oder Sahne (10 % Fett) • Meersalz

- Zuerst die Haut von der Putenbrust oder vom Rinderschinken mit einem Messer dünn entfernen.
- Das Fleisch in kleinere Stücke schneiden und im Cutter kurz zerkleinern.
- Mit Salz, Pflanzencreme oder Sahne zu einem geschmeidigen Aufstrich pürieren.
- Eine Portion anrichten, den Rest mit Klarsichtfolie abgedeckt in den Kühlschrank stellen. Vor der weiteren Verwendung immer gut durchrühren, evtl. mit wenig Wasser verdünnen.

Nährwerte

110 kcal • 16 g E • 4 g F • 1 g KH • 0 BE

Sesam-Gemüse-Aufstrich

Für 4 Portionen

5 Min.

200 g Karotten, geschält • 50 g Sellerieknolle, geschält • 30 g Sesam, geschält, oder fertige Sesampaste • 1 EL (5 g) kalt gepresstes Sesam- oder Olivenöl • Meersalz

- Ganzen Sesam im Cutter fein pürieren.
- Das geschälte Gemüse in Würfel schneiden und im Kocheinsatz gut weich dämpfen.
- Alles zusammen mit Sesamöl fein pürieren und etwas salzen. Der Aufstrich ist anfangs etwas weich, zieht aber im Kühlschrank an und wird dann fester.

Tipp Sie können vor dem Pürieren zusätzlich noch 100 g frischen Naturtofu dazumischen. Ab MAD III können Sie bei diesem Aufstrich noch zusätzlich eine halbe zerdrückte Avocado untermischen. Achten Sie auf beste Bioqualität.

Nährwerte

72 kcal • 2 g E • 6 g F • 4 g KH • 0 BE

Grundrezept Basische Gemüsebrühe

Für 2 Liter

40 Min.

- 2 l kaltes Wasser
- 600 g frisches Wurzelgemüse mit Schale (zur Wahl: Fenchelknolle, Staudensellerie mit Grün, Sellerieknolle, Petersilienwurzel, Karotten, gelbe Rüben, Pastinaken) – 2–3 Gemüse mischen
- 2 Lorbeerblätter
- 1 TL Pfefferkörner
- evtl. die Stiele von abgezupften Frischkräutern
- 1 Bund Liebstöckel (evtl. gefroren) oder Kräuter nach Geschmack

● Das Wurzelgemüse unter fließendem Wasser sauber waschen bzw. bürsten, sehr klein schneiden und mit dem Selleriegrün in kaltem Wasser aufsetzen.

● Gewürze zugeben und ca. 30 Min. leise köcheln lassen.

● Die benötigte Menge durch ein Haarsieb seihen und als Tages-Gemüsebrühe bzw. Basengetränk in kleinen Schlucken trinken.

● Restliche Brühe mit dem gekochten Gemüse zusammen auskühlen lassen und im Kühlschrank aufbewahren. Immer nur so viel davon abseihen, wie gerade zum Verzehr benötigt wird.

● Das abgeseihte Gemüse evtl. ein zweites Mal mit kaltem Wasser aufsetzen, evtl. 1 TL pflanzliche Streuwürze ohne Glutamat und Geschmacksverstärker unterrühren und wie oben beschrieben als Aufguss für Suppen und Soßen am nächsten Tag weiterverwenden. Dann erst sollte das restlos ausgelaugte Gemüse weggeworfen werden.

Nährwerte

5 kcal • 0 g E • 0 g F • 0 g KH • 0 BE

Kartoffel-Basensuppe

Für 4 Tassen

15 Min.

- 250 g geschälte, mehlige Kartoffeln
- ca. 1 l Gemüsebrühe (Seite 70) (notfalls Wasser evtl. mit 1 TL pflanzlicher Streuwürze)
- je ½ TL getrockneter Majoran, Thymian und Kümmel gemahlen
- 1 Lorbeerblatt
- etwas Meersalz
- 1 EL (30 g) Sauerrahm (10 % Fett), Schmand, Crème fraîche, Joghurt oder
- 2 EL (20 g) süßer Rahm (10 % Fett), Mandelmilch oder Pflanzencreme
- 1 TL frische, fein geschnittene Minze oder Zitronenmelisse
- etwas frisch geriebene Muskatnuss

● Geschälte Kartoffeln klein würfeln. In den Kochtopf geben, Gemüsebrühe (oder Wasser) zugeben, salzen, mit Majoran, Thymian, Kümmel und Lorbeerblatt würzen.

● Ca. 10 Min. kochen, bis die Kartoffeln weich sind. Lorbeerblatt herausnehmen. Alles zusammen mit Sauerrahm und Kräutern pürieren und mit Salz und Muskatnuss nachwürzen. Wenn Sie saure Milchprodukte verwendet haben, nicht mehr kochen!

● Portionsweise anrichten, mit Minze oder Zitronenmelisse garnieren.

● Die restliche Suppe auskühlen lassen und zugedeckt in den Kühlschrank stellen. Am Abend oder auch am nächsten Tag evtl. verdünnen und heiß machen. Dabei gut durchrühren, evtl. mit dem Stabmixer kurz aufmixen, verfeinern bzw. nachwürzen, falls nötig, und nett anrichten.

Tipp Die Kartoffelsuppe kann zusätzlich mit 1 TL Apfelessig abgeschmeckt werden!

Nährwerte

114 kcal • 4 g E • 2 g F • 20 g KH • 1,5 BE

Gemüse-Basensuppe

Für 4 Tassen
15 Min.

- 250–300 g geschältes Gemüse (wahlweise Karotten, Sellerie, Petersilienwurzel, Fenchel; davon können auch ca. 20 % geschälte Kartoffeln sein)
- 1 l Gemüsebrühe (notfalls Wasser evtl. mit 1 TL pflanzlicher Streuwürze)
- 30 g Staudensellerie mit Grün, klein geschnitten
- etwas Meersalz
- 1 EL (30 g) Sauerrahm (10 % Fett), Schmand, Crème fraîche, Joghurt oder
- 2 EL (20 g) süßer Rahm (10 % Fett), Mandelmilch oder Pflanzencreme
- 1 EL frische Küchenkräuter, fein geschnitten, oder
- 1 TL Kräuterpesto nach Geschmack
- etwas Muskatnuss, frisch gerieben

- Gemüse klein würfeln, mit Staudensellerie in den Kochtopf geben, mit Gemüsebrühe (oder Wasser) auffüllen und salzen.

- Etwa 10 Min. garen, bis das Gemüse ganz weich ist.

- Sauerrahm oder eine erwähnte Alternative mit etwas Suppe glatt rühren. Mit 1 EL fein geschnittenen Küchenkräutern pürieren und mit Salz und Muskatnuss abschmecken. Bei Verwendung von sauren Milchprodukten nicht mehr kochen!

- Portionsweise anrichten und mit frischen Kräutern garnieren.

- Die restliche Suppe auskühlen lassen und zugedeckt in den Kühlschrank stellen. Zur nächsten Mahlzeit evtl. falls nötig mit etwas Gemüsebrühe verdünnen.

Tipp Als Einlage in alle pürierten Kartoffel- oder Gemüsesuppen können Sie evtl. zusätzlich noch separat gedämpfte kleine Kartoffel- oder Gemüsewürfelchen (4 EL) geben. Mit frischen Kräutern (1–3 EL) kann man den Geschmack der Suppe beliebig variieren. Falls keine frischen Kräuter, nehmen Sie 1 EL Kräuterpesto.

Nährwerte

52 kcal • 3 g E • 1 g F • 8 g KH • 0 BE

Tipps rund um die Basensuppe

Die leicht verdaulichen Basensuppen eignen sich für mittags und abends. Sie werden während der MAD anfangs ohne Fett, ohne Lauch, Zwiebeln und schwer verdauliches Kohlgemüse zubereitet. Erst beim Übergang zur Normalkost werden diese Zutaten nacheinander wiederverwendet. Eine Basensuppe wird anfangs entweder mit Kartoffeln, einer Sorte Gemüse oder mit beidem zubereitet. Handelt es sich nicht um eine reine Kartoffelsuppe, dann sind im Sinne einer Kohlenhydratreduktion sämtliche Basensuppen ausschließlich aus dem namengebenden Gemüse zu empfehlen.

Durch Pürieren binden Basensuppen sind Kartoffel- oder Gemüse-Püreesuppen aus einer basischen Gemüseart oder aus unterschiedlichen Gemüsemischungen. Mit der küchenfertig geschnittenen Gemüsemenge von ca. 250 g bis 400 g auf 1 Liter Gemüsebrühe oder Wasser können Sie beim Pürieren selbst entscheiden, wie dick oder wie dünn Ihre Basensuppe sein soll.

Basensuppen zum Vorkochen Sämtliche Basensuppen können auch in größerer Menge vorgekocht werden. Wenn Sie mittags eine Portion Suppe essen und zu Abend eine, dann können Sie die übrigen zwei Portionen für den nächsten Tag in den Kühlschrank stellen.

... zum Aufwärmen Die eventuell bereits vorgekochte Basensuppe vom Vortag in einen Kochtopf geben, mit etwas Gemüsebrühe oder Wasser verdünnen, heiß machen und mit Frischkräutern und evtl. mit Milchprodukten verfeinern.

... und zum Einfrieren Falls es gar nicht anders geht, können Sie die Basensuppen auch in einer größeren Menge vorkochen und nach dem Erkalten einfrieren. Vor dem Essen dann langsam, unter Rühren mit dem Schneebesen heiß machen und evtl. mit frischen Küchenkräutern und 2 EL Schlagsahne oder Schmand noch einmal aufmixen.

Aus Basensuppen Basensoßen herstellen Die pürierten Basensuppen werden am nächsten Tag naturgemäß etwas dicker. Durch geschicktes Würzen und Abschmecken mit Frischkräutern können Sie aus dicken Basensuppen auch sämtliche Basensoßen für Ihre Gemüse-, Fleisch-, Geflügel- oder Fischgerichte ableiten.

Grundrezept Basensoße

Für 8 Portionen

15 Min.

- 200 g geputztes Wurzelgemüse (Karotten, Sellerie, Petersilienwurzel), evtl. Fenchel
- 400 g Kürbis, Zucchini oder Tomaten
- oder ca. 150–200 g mehlige Kartoffeln, geschält
- evtl. 50 g Staudensellerie mit Grün
- 1 Bund Frischkräuter (oder 1 EL Frischkräuterpesto)
- 2 EL Schlagsahne oder 1 EL Sauerrahm (30 g)
- ca. ½ l Gemüsebrühe oder Wasser mit ½ TL pflanzlicher Streuwürze
- etwas Meersalz und Muskatnuss, frisch gerieben

● Gemüse oder Kartoffeln klein schneiden. Evtl. Gemüse mit Kartoffeln mischen. Staudensellerie mit Grün klein schneiden, Kräuter von den Stielen zupfen.

● Sellerie mit Grün, das Gemüse oder die Kartoffeln in einen Kochtopf geben, mit Gemüsebrühe oder Wasser auffüllen, salzen und weich kochen.

● Mit dem Pürierstab pürieren, die Kräuter und den Sauerrahm mitmixen und mit Muskatnuss abschmecken.

● Restliche Basensoße abkühlen lassen und zugedeckt im Kühlschrank aufbewahren. Vor der weiteren Verwendung die Basensoße falls nötig mit etwas Gemüsebrühe verdünnen und abschmecken. Halten Sie die Soße ruhig etwas dicker, damit Sie die Möglichkeit für weitere Verfeinerungen haben. Verdünnt werden kann immer, bei Fischgerichten auch mit etwas Weißwein. Bei zu dünnen Basensoßen ist es etwas schwieriger – da brauchen Sie gedämpftes Gemüse oder Kartoffeln zum Pürieren, um einzudicken.

● Bei Fisch- und Fleischgerichten zur Geschmacksanreicherung mit einem Teil vom aufgefangenen Saft des entsprechenden Gerichtes verfeinern. Dadurch wird die dickliche Soße auch verdünnt.

Nährwerte

44 kcal • 1 g E • 3 g F • 8 g KH • 0,5 BE

Tipps rund um die Basensoße

Beim Zubereiten der Basensoße verwenden Sie als Aufguss – wie bei der Basensuppe – eine gut schmeckende Gemüsebrühe. Mit Gemüse zubereitet haben die Basensoßen am wenigsten Kalorien, mit Kartoffeln etwas mehr. Allerdings ist das kein Vergleich zu den üblichen, mit Mehl gebundenen Soßen. Grundsätzlich sollten Sie die Basensoße immer etwas dicker halten, damit sie hinterher noch verfeinert werden kann. Durch das Zugeben von etwas Bratensaft, Gemüsebrühe oder Wein bei Fischsoßen wird dann die Soße ohnedies wieder verdünnt.

Basensoße zu Gemüsegerichten Wird die Basensoße zu Gemüsegerichten serviert, so mischt man einen Teil des Gemüsefonds dazu, der beim Dämpfen der Gemüsezubereitung im Kochtopf aufgefangen wurde.

Basensoße zu Fleischgerichten Wenn die Basensoße zu Fleischgerichten gereicht wird, so wird der abgelaufene Fleischsaft des Bratens oder Geflügels bis zu einem Drittel der Grundsoße beigemischt. Sollten Sie ein Fleischstück in der Pfanne braten, dann wird das Fleisch nach dem Braten herausgenommen und der Bratenrückstand mit der Basensoße abgelöscht. Mit einem Schneebesen gut verrühren und falls zu dick mit etwas Gemüsebrühe korrigieren, mit Schlagsahne oder Alternativen Milchprodukten und Kräutern verfeinern.

Basensoße zu Fischgerichten Bei Fischgerichten geben Sie 2–3 EL Weißwein, Basilikumblätter und einen Teil des abgelaufenen Fischsaftes (Fond) dazu. Wird der Fisch portionsweise in der Pfanne gebraten, dann herausnehmen, den Bratensatz mit der Basensoße gut verrühren, evtl. mit Gemüsebrühe verdünnen und wie oben bei den Fleischgerichten vorgehen.

Schnelle, kalorienarme Basensoße Die kalorienärmste Basensoße machen Sie mit reinem Gemüse ohne Kartoffeln. Auch wenn Sie gerade keine Basensoße fertig haben, gibt es eine Möglichkeit: Weich gedämpftes Gemüse wird mit so viel Gemüsebrühe gemixt bzw. püriert, bis eine dickliche Gemüsesoße entsteht. Die wird dann genauso verfeinert und abgeschmeckt wie obenstehend die Kartoffel-Basengrundsoße. Dadurch können Sie völlig auf Fett verzichten oder die Fettauswahl und Fettmenge entsprechend steuern.

Grundrezept Gemüse gedämpft

Für 2 Portionen

15 Min.

- 250–400 g geputztes Gemüse wie Karotten, Petersilienwurzeln, Sellerie, gelbe Rüben, Fenchel oder Pastinaken, Kürbis, Zucchini, Auberginen, Spinat oder Mangold.
- ca. 75 ml Kräuter-Basensoße (Seite 74) oder dicke Basensuppe (Seite 72) vom Vortag
- Meersalz

● Das küchenfertige Gemüse in gleichmäßig dicke Scheiben schneiden und in einen gelochten Kocheinsatz geben. Im Dampfgerät etwa 10–12 Min. nicht zu weich garen. Zucchini, Kürbis, Auberginen, Mangold und Spinat nur etwa 5 Min. dämpfen.

● Alternativ etwas Wasser in einen Topf geben, den Kocheinsatz mit dem Gemüse hineinstellen, zudecken und das Gemüse weich dämpfen. Das Wasser zum Aufgießen von Basensuppe weiterverwenden. Auch im Bambuskörbchen oder in der Wokpfanne lässt sich das Gemüse dämpfen oder mit etwas Gemüsebrühe zugedeckt weich dünsten.

● Das trocken gegarte Gemüse mit der dicklichen Basensoße oder Suppe in einer Pfanne oder Kasserolle schwenken, salzen, mit Frischkräutern oder Pesto würzen, nochmals durchschwenken und evtl. wie mit Pflanzenöl beträufeln und servieren.

Tipp Wenn Sie beim Gemüse weder Suppe noch Soße zum Untermischen zur Hand haben oder es gar nicht wollen, dann lassen Sie das Gemüse im eigenen Saft bei nicht zu starker Hitze dünsten. Wenn verträglich, geben Sie zuletzt 1 TL bestes, kalt gepresstes Leinöl oder Olivenöl darüber. Dem Leinöl ist stets Vorrang zu geben, allerdings ist es auch sehr eigenwillig im Geschmack.

Nährwerte

53 kcal • 2 g E • 0 g F • 10 g KH • 0 BE

Blattspinat mit Wurzelgemüse

Für 2 Portionen

15 Min.

- 300 g Wurzelgemüse (Karotten, Sellerie, gelbe Rüben)
- 200 g frische, möglichst junge Spinatblätter
- 60 ml Basensoße
- Meersalz
- Muskatnuss, frisch gerieben
- evtl. 1 TL Mandelöl, kalt gepresst

● Das Wurzelgemüse putzen, waschen, schälen und in Stifte schneiden. Im Dampfgerät oder Kocheinsatz weich dämpfen oder in der Wokpfanne oder Kasserolle mit etwas Gemüsebrühe weich dünsten.

● Die gewaschenen und gut abgetropften Spinatblätter (junger Spinat mitsamt den Stielen) über das Gemüse verteilen und 1–2 Min. zusammenfallen lassen. Mit Salz und Muskatnuss würzen. Bei Zubereitung im Wok erst nach dem Garwerden des Gemüses den Spinat, Basensoße und Mandelöl untermischen und falls nötig nachwürzen.

Tipp Die Ansicht, Spinat sei besonders eisenreich, beruht leider auf einem Kommafehler, woraus fälschlicherweise der zehnfach höhere Gehalt angenommen wurde. Der Eisengehalt von frischem Spinat beträgt bei 100 g lediglich 2,6 mg. Dennoch ist Spinat gesund, da er unter anderem auch Vitamin C enthält! Der Nitratgehalt und Oxalsäuregehalt sind bei konventionell angebautem Spinat allerdings problematisch. Für Gichtkranke ist auch der Puringehalt zu beachten. Da Blattspinatblätter ohnehin in 1–2 Min. gar sind, sollte er keinesfalls blanchiert oder aus Farbgründen in Eiswasser gelegt werden, er wird dadurch unnötig entwertet. Leider ist diese Einsicht in der Küche und in der Spitzengastronomie noch nicht restlos angekommen.

Nährwerte

84 kcal • 4 g E • 2 g F • 11 g KH • 0 BE

Gemüsesalat mit Rosmarin und Basilikum

Für 2 Portionen

15 Min.

500 g gemischtes Gemüse (Karotten, Sellerie, gelbe Rüben, Staudensellerie mit Grün) • 2 EL Kräuterpesto • Meersalz • 1 TL frischer Rosmarin, fein geschnitten • 1 EL frische Basilikumstreifen • 1 EL Olivenöl • 1 TL weißer Balsamico

- Das Gemüse putzen, waschen, schälen und in Scheiben schneiden.
- Im Dampfgerät oder Kocheinsatz dämpfen oder in der Wokpfanne mit etwas Gemüsebrühe weich dünsten.
- Kurz abkühlen lassen und noch warm mit Kräutern, Salz, Öl und Essig mischen.

Tipp Je bunter der Gemüsesalat, desto schöner und desto appetitanregender! Sie können zusätzlich Spargel, Mangold, frische Champignons, Tomatenspalten oder kurz angebratene Zucchini- oder Auberginenwürfel mischen.

Nährwerte

117 kcal • 5 g E • 5 g F • 13 g KH • 1 BE

Karotten mit gelben Rüben

Für 2 Portionen

15 Min.

je 250 g Karotten und gelbe Rüben • 2 EL Kerbel, Petersilie oder Kresse, klein geschnitten • 60 ml Basensoße (Seite 74) • evtl. 1 EL (5 g) bestes, kalt gepresstes Leinöl oder Olivenöl • Meersalz

- Gemüse putzen, waschen, schälen und in Scheiben schneiden. Im Dampfgerät oder Kocheinsatz weich dämpfen oder in der Wokpfanne mit etwas Gemüsebrühe weich dünsten.
- Mit Kerbel, Petersilie oder Kresse, etwas Meersalz und Basensoße mischen.
- Das angerichtete Gemüse mit dem kalt gepressten Olivenöl übergießen.

Tipp Ab MAD III können Sie auch frischen Ingwer und Rucola dazumischen.

Nährwerte

102 kcal • 3 g E • 3 g F • 15 g KH • 0 BE

» Karotten mit gelben Rüben

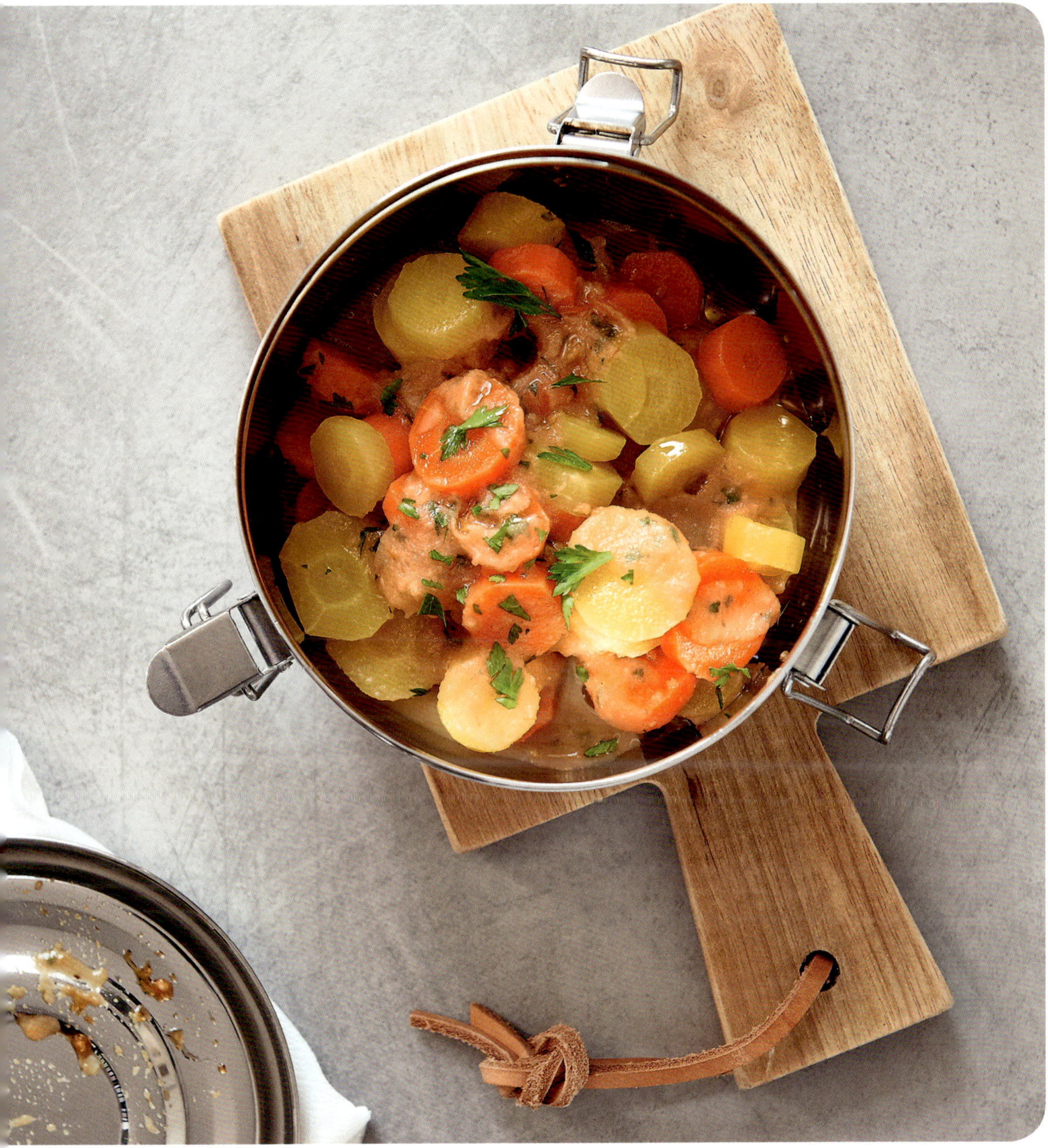

Stangensellerie mit Gemüse

Für 2 Portionen

15 Min.

200 g Staudensellerie mit Grün • 300 g geputztes Wurzelgemüse (Karotten, gelbe Rüben, Pastinaken) • etwas Gemüsebrühe • evtl. 1 TL (3 g) Hanföl oder anderes Pflanzenöl, kalt gepresst • 60 ml Basensoße (Seite 74) • Meersalz • Muskatnuss, frisch gerieben

- Die Selleriestangen waschen und falls nötig mit einem kleinen Messer von den feinen Fäden befreien. Selleriegrün grob schneiden und für später aufbewahren.

- Das Wurzelgemüse in Scheiben schneiden oder klein würfeln, den Staudensellerie in längliche Stücke schneiden.

- Das Wurzelgemüse in der Wokpfanne mit etwas Gemüsebrühe weich dünsten. Evtl. mit kalt gepresstem Hanföl beträufeln und mit Selleriegrün und Basensoße mischen. Mit Salz und Muskatnuss gut abschmecken.

Nährwerte

78 kcal • 6 g E • 3 g F • 24 g KH • 0 BE

Fenchelgemüse mit Tomaten

Für 2 Portionen

15 Min.

500 g junge Fenchelknollen mit Grün • 1/8 l Basensoße (Seite 74) • 200 g gewürfelte Tomaten, evtl. geschält und entkernt • evtl. 1 EL (5 g) kalt gepresstes Mandelöl • Meersalz

- Das Fenchelgemüse putzen, dabei das Grün grob schneiden und zur Seite geben.

- Die Knollen mit dem Strunk halbieren und im Dampfgerät oder Kocheinsatz weich dämpfen oder mit etwas Gemüsebrühe im Wok weich dünsten.

- Das Fenchelgrün und die Basensoße untermischen und mit Meersalz würzen. Zuletzt die erwärmten Tomaten und das Mandelöl darübergeben.

Tipp Weich gedünstete Fenchelknollen können Sie mit etwas grob geriebenem Schafs- oder Ziegenkäse bestreuen. Es passen auch sämtliche Aufstriche dazu.

Nährwerte

73 kcal • 5 g E • 5 g F • 21 g KH • 0 BE

Grundrezept Kartoffelbrei – Kartoffelstampf

Für 2 Portionen

15 Min.

250 g mehlige Kartoffeln, geschält • ca. 1/8 l Sahnemilch (Wasser mit 2 EL (20 g) Sahne) • 10 g Butter • Meersalz • Muskatnuss, frisch gerieben

- Die Kartoffeln klein schneiden, im Dampfgerät oder Kocheinsatz weich dämpfen und durch eine Kartoffelpresse drücken oder möglichst gut zerstampfen.
- Die Milch mit der Butter erhitzen und die Stampfkartoffeln damit zügig verrühren.
- Mit Salz und Muskatnuss abschmecken.

Nährwerte

166 kcal • 5 g E • 6 g F • 22 g KH • 2 BE

Sauerrahm-Quark-Soßen zu Pellkartoffeln

Für 2 Portionen

5 Min.

2 EL (= 60 g) Sauerrahm, Schmand, Schafsjoghurt, Quark oder Hüttenkäse • Meersalz • 1 EL Leinöl oder Olivenöl, kalt gepresst • 1 EL Basilikumpesto oder Frischkräuter

- Das gewählte Milchprodukt mit Öl, Meersalz und Kräutern gut verrühren.
- In die aufgebrochene Kartoffel geben oder separat dazu servieren.

Tipp Im Kühlschrank halten sich diese Soßen gut zugedeckt zwei bis drei Tage. Sie können auch zu gedämpftem Gemüse gereicht werden.

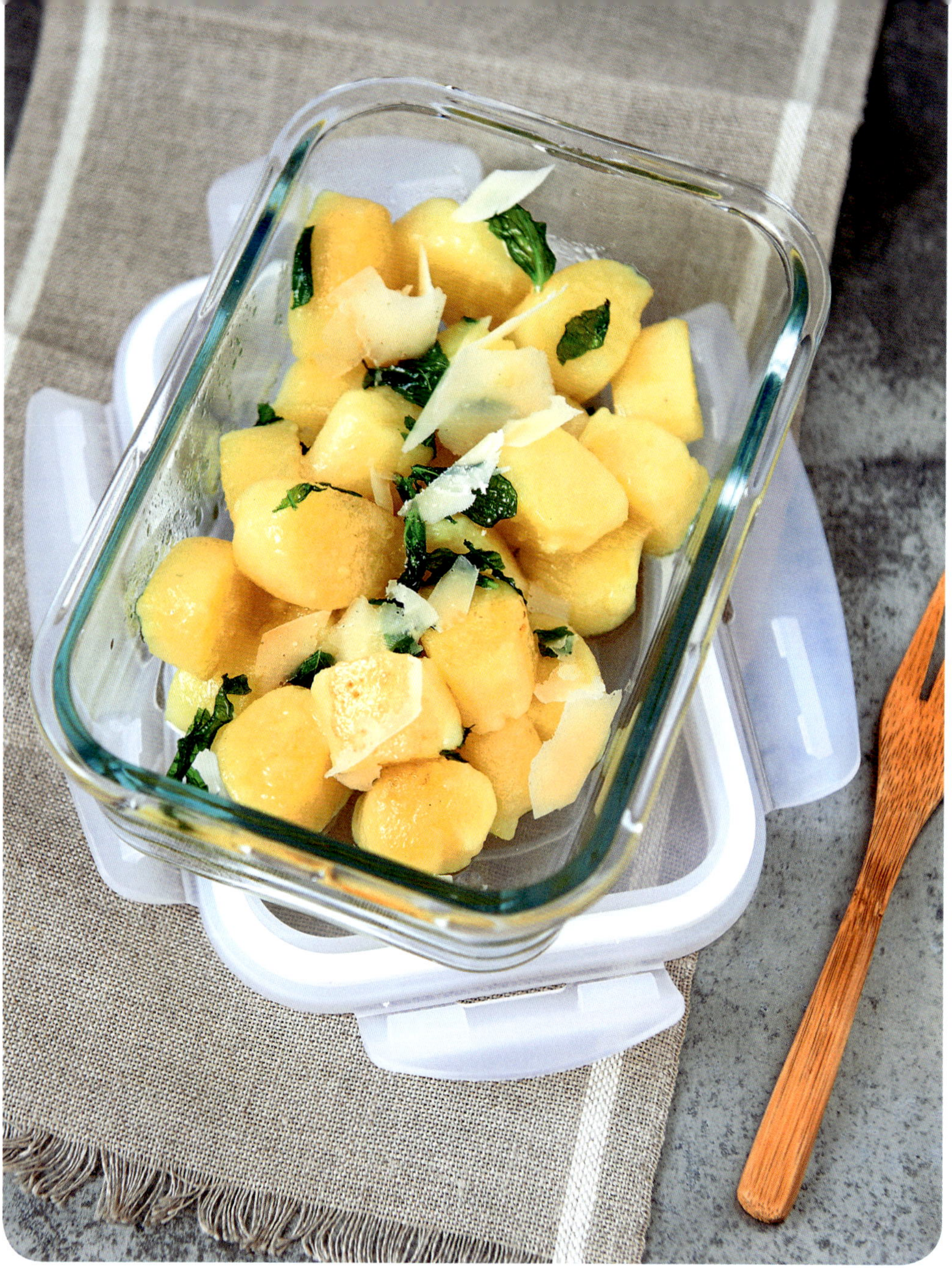

Grundrezept Köstliche Kartoffelgnocchi

Für 4 Portionen

80 Min.

- 650–700 g mehlige Kartoffeln
- 200–250 g feines Dinkelmehl, bei MAD III frisch gemahlenes Dinkelvollwertmehl
- 2 Eigelb
- 50–100 g Dinkel- oder Weizengrieß
- Meersalz
- evtl. 20 g Butter
- 2 EL gehackte Minze
- 20 g frisch geriebener Parmesan oder Schafskäse

● Kartoffeln in Backpapier oder Alufolie wickeln und im vorgeheizten Ofen bei 200 °C ca. 1 Stunde backen. Anschließend pellen.

● Kartoffeln durch eine Kartoffelpresse drücken, in der Mitte eine Mulde machen, Ei, Mehl, Salz und Grieß hineingeben und alles zu einem glatten Teig verkneten.

● Den Kartoffelteig zu dünnen Strängen von etwa 2 cm Stärke rollen und gut mit Mehl bestäuben. Davon ca. 1 cm starke Scheiben abschneiden und diese wieder mit etwas Mehl bestäuben.

● Die Gnocchi nun in kleinen Portionen nacheinander in sprudelnd kochendes Salzwasser 5–8 Min. köcheln lassen, bis sie an die Oberfläche steigen. Machen Sie erst Probegnocchi, dann können Sie die Masse eventuell noch mit etwas mehr Mehl korrigieren.

● Mit einem Schaumlöffel vorsichtig herausheben, gut abtropfen lassen und gleich anrichten.

● Mit Parmesan oder Schafskäse bestreuen und mit Minze garnieren oder in einer Pfanne mit zerlassener Butter und frischer Minze kurz schwenken.

Tipp Ab MAD II mit Salbeistreifen oder Zitronenmelisse. Dazu passen sämtliche Gemüsebeilagen.

Nährwerte

428 kcal • 15 g E • 9 g F • 4 g KH • 5 BE

Grundrezept Polenta

Für 2 Portionen
15 Min.

1 Tasse (120 g) Maisgrieß oder frisch geschroteter Mais • ca. 2 Tassen (200 ml) Gemüsebrühe oder Milch (auch Schafs- oder Ziegenmilch) oder je zur Hälfte Gemüsebrühe und Milch oder ¾ Wasser und ¼ Sahne gemischt. Je weniger Flüssigkeit, desto fester wird die Polenta. • Meersalz

- Mais oder Polenta in einem Topf (ohne Fett) kurz anrösten. Mit gewählter Flüssigkeit aufgießen, salzen und 5 Min. kochen lassen.
- Kochplatte ausschalten und auf der Kochplatte zugedeckt etwa 15–20 Min. ohne Rühren ausquellen lassen. Fertig zum Anrichten.

Tipp Polenta heiß in eine kalt ausgespülte Form geben und erkalten lassen. Danach stürzen, in Scheiben schneiden und evtl. kurz anbraten.

Nährwerte
203 kcal • 5 g E • 1 g F • 44 g KH • 4 BE

Polentaschnitte mit Schafsmozzarella

Für 2 Portionen
30 Min.

300 ml Gemüsebrühe • 30 g Butter • 60 g Maisgrieß • Meersalz • 100 g Schafsmozzarella in Scheiben • 4 halbierte Kirschtomaten

- Brühe mit Butter aufkochen, Maisgrieß einrühren und unter Rühren schön quellen lassen, salzen.
- Den Brei auf ein mit Backpapier ausgelegtes kleines Blech 1 cm dick aufstreichen und auskühlen lassen.
- Dann Vierecke schneiden und in einer beschichteten Pfanne goldbraun braten. Auf zwei Tellern anrichten.
- Nun die Mozzarellascheiben und die halbierten Kirschtomaten in der leicht ausgefetteten Pfanne kurz anbräunen und dazugeben.

Nährwerte:
348 kcal • 28 g E • 26 g F • 17g KH • 1,5 BE

Polenta mit Sauerrahm und Gemüse

Für 2 Portionen

30 Min.

1 Tasse Polenta und 2 Tassen Flüssigkeit wie oben stehend • 2 EL (60 g) Sauerrahm (10 % Fett), Schmand oder Schafsjoghurt • 200 g gemischtes Wurzelgemüse oder Fenchel • 60 ml Basensoße (Seite 74)

- Polenta nach Grundrezept (Seite 84) zubereiten und auf zwei warmen Tellern anrichten.

- Sauerrahm glatt rühren und darübergeben. Das Wurzelgemüse bzw. den Fenchel klein schneiden und im Kocheinsatz weich dämpfen.

- Mit der Basensoße vermischen, gut abschmecken und zur Polenta anrichten.

Tipp Die gekochte Polenta kann mit Schafskäse, Joghurt, Crème fraîche und 1 EL Kräutern verfeinert werden.

Nährwerte

271 kcal • 7 g E • 2 g F • 54 g KH • 4 BE

Polenta mit Sesam und Basilikumgemüse

Für 2 Portionen

30 Min.

1 Tasse Polenta • 1,5–2 Tassen Flüssigkeit • Meersalz • 1 EL (30 g) Sauerrahm, Schmand oder Schafsjoghurt • 1 EL (10 g) Sesampaste, ungesalzen • 1 EL (5 g) kalt gepresstes Sesamöl • 1 EL frische Basilikumblättchen • 300 g Wurzelgemüse

- Polenta nach Grundrezept (Seite 84) zubereiten. Mit Sauerrahm, Sesamöl und Sesampaste mischen.

- Wurzelgemüse schälen, beliebig schneiden, weich dünsten, mit fein geschnittenen Basilikumblättchen mischen und zur Polenta anrichten.

- Tipp Sie können die Sesampaste auch selbst herstellen, indem Sie 2 EL Sesamkörner mit 1 EL kalt gepresstem Sesamöl im Cutter (Mixer) pürieren.

Nährwerte

301 kcal • 8 g E • 6 g F • 52 g KH • 4 BE

Grundrezept Reis und Risotto

Für 2 Portionen

25 Min.

1 Tasse (100 g) weißer Langkornreis oder für Risotto 1 Tasse Rundkornreis • evtl. 1 TL (3 g) Butter • 30 g Staudensellerie mit Grün • 250–300 ml Gemüsebrühe (bei Risotto zusätzlich 2 EL Weißwein) • Meersalz

- Staudensellerie mit dem Grün grob schneiden und in eine Kasserolle geben.
- Den Langkornreis zugeben, salzen und mit ca. 2 Tassen Gemüsebrühe aufgießen. Etwa 5 Min. köcheln lassen, dann zugedeckt auf der ausgeschalteten Kochplatte weitere 15 Min. ausdünsten lassen. Dabei nicht umrühren. Zuletzt evtl. die Butter zugeben und anrichten.
- Für Risotto den Rundkornreis mit 2,5–3 Tassen Gemüsebrühe aufgießen, aufkochen und unter ständigem Rühren 10–15 Min. kernig weich köcheln lassen, Weißwein zugießen und mit etwas Meersalz und evtl. Butter abschmecken.

Nährwerte

213 kcal • 4 g E • 2 g F • 41 g KH • 4 BE

Risotto mit Gartenkresse und Parmesan

Für 2 Portionen

25 Min.

100 g Rundkorn-Risottoreis nach Grundrezept (Seite 86) zubereiten • evtl. 10 g Butter oder kalt gepresstes Olivenöl • 20 g Parmesan • 20 g Gartenkresse oder Zitronenmelisse • 60 ml Basensoße • Meersalz

- Den frisch zubereiteten Risotto mit zerlassener Butter, frisch geriebenem Parmesan und fein geschnittener Gartenkresse mischen.
- Mit 3–4 EL Basensoße können Sie den Risotto noch cremiger machen.

Tipp In der traditionellen italienischen Küche wird zum Risotto kein Rahm verwendet, wohl aber bei uns. Den Rahm oder vegane Sojacreme können Sie aus Gründen der Fetteinsparung vermeiden. Verwenden Sie stattdessen die kalorienarme Basensoße (Seite 74).

Nährwerte

306 kcal • 7 g E • 9 g F • 43 g KH • 4 BE

» Risotto mit Gartenkresse und Parmesan

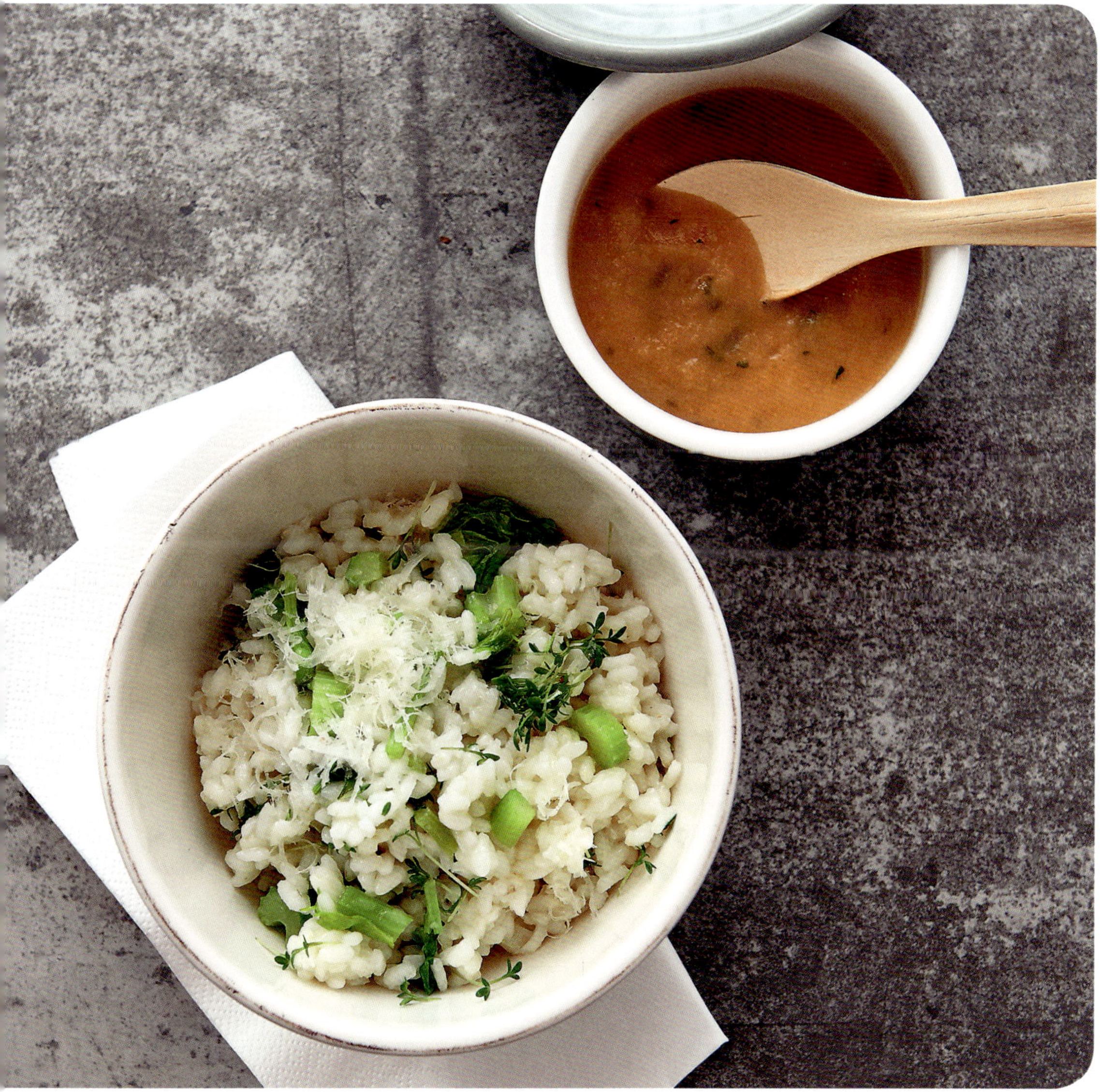

Grundrezept Nudeln

Für 2 Portionen

7–10 Min. (je nach Nudelsorte)

150 g beliebige Hartweizengrießnudeln oder Dinkelnudeln • ca. 1 l Wasser • 10 g Butter oder kalt gepresstes Pflanzenöl • Meersalz

- Nudeln laut Packungsangabe »al dente« kochen.

- Nicht mit Kaltwasser abschrecken, sondern nur abseihen, gut abtropfen lassen, zurück in den Topf geben und gleich mit Butterflocken oder Öl vermischen.

Tipp Sie können die Nudeln beliebig variieren. Entweder gleich mit dem Gemüsesugo, Tomaten- bzw. Fleischsugo vermischen oder so belassen und mit dem Sugo obenauf, evtl. noch mit Schafskäse oder Parmesan bestreut servieren. Mit Frischkräutern garnieren.

Nährwerte

298 kcal • 9 g E • 5 g F • 53 g KH • 5 BE

Nudeln mit Tomatenragout und Basilikum

Für 2 Portionen

10 Min.

150 g beliebige Hartweizengrießnudeln oder selbst gemachte Nudeln (Seite 52) • 300 g gut reife Tomaten • evtl. 1 TL (3 g) kalt gepresstes Olivenöl • 1 TL Basilikumblätter, frisch geschnitten • Meersalz

- Für das Tomatenragout Tomaten überbrühen, schälen und in Würfel schneiden.

- Tomatenwürfel in einer großen beschichteten Pfanne oder im Wok 2 Min. kochen, salzen und evtl. Olivenöl und Basilikumblätter untermischen.

- Nudeln wie im Grundrezept (Seite 88) beschrieben kochen.

- Die frisch gekochten und abgeseihten Nudeln noch heiß mit dem Tomatenragout servieren.

Nährwerte

314 kcal • 13 g E • 5 g F • 55 g KH • 4 BE

Nudeln mit Basilikumpesto

Für 2 Portionen
⏲ 10 Min.

150 g beliebige Hartweizengrießnudeln oder selbst gemachte Nudeln (Seite 52) • 1 Bund frisches Basilikum • evtl. 1 EL kalt gepresstes Olivenöl • Meersalz • 4 geschälte Mandeln

- Im Cutter die abgezupften Basilikumblätter erst kurz allein, dann mit 2–3 EL Wasser, evtl. Öl, Salz und Mandeln zu einer dicklichen Paste mixen bzw. pürieren.

- Die frisch gekochten und abgeseihten Nudeln noch heiß mit diesem Pesto vermischen.

Nährwerte
311 kcal • 12 g E • 7 g F • 51 g KH • 4 BE

Nudeln mit Gemüseragout

Für 2 Portionen
⏲ 10 Min.

150 g beliebige Hartweizengrießnudeln oder selbst gemachte Nudeln (Seite 52) • 300 g Wurzelgemüse, beliebig geschnitten • etwas Gemüsebrühe • evtl. 1 TL (3 g) kalt gepresstes Olivenöl • 60 ml Basensoße (Seite 74) • 1 TL frisch geschnittene Küchenkräuter • Meersalz

- Für das Gemüseragout gemischtes Wurzelgemüse im Kocheinsatz weich dämpfen oder mit etwas Gemüsebrühe dünsten, evtl. auch tiefgefrorenes Wurzelgemüse verwenden.

- Das gedämpfte Gemüse in einer großen beschichteten Pfanne oder im Wok evtl. mit Olivenöl, etwas Gemüsebrühe, Salz, Basensoße und Küchenkräutern mischen.

- Das Gemüseragout über die frisch gekochten und angerichteten Nudeln geben.

Nährwerte
346 kcal • 16 g E • 5 g F • 61 g KH • 5 BE

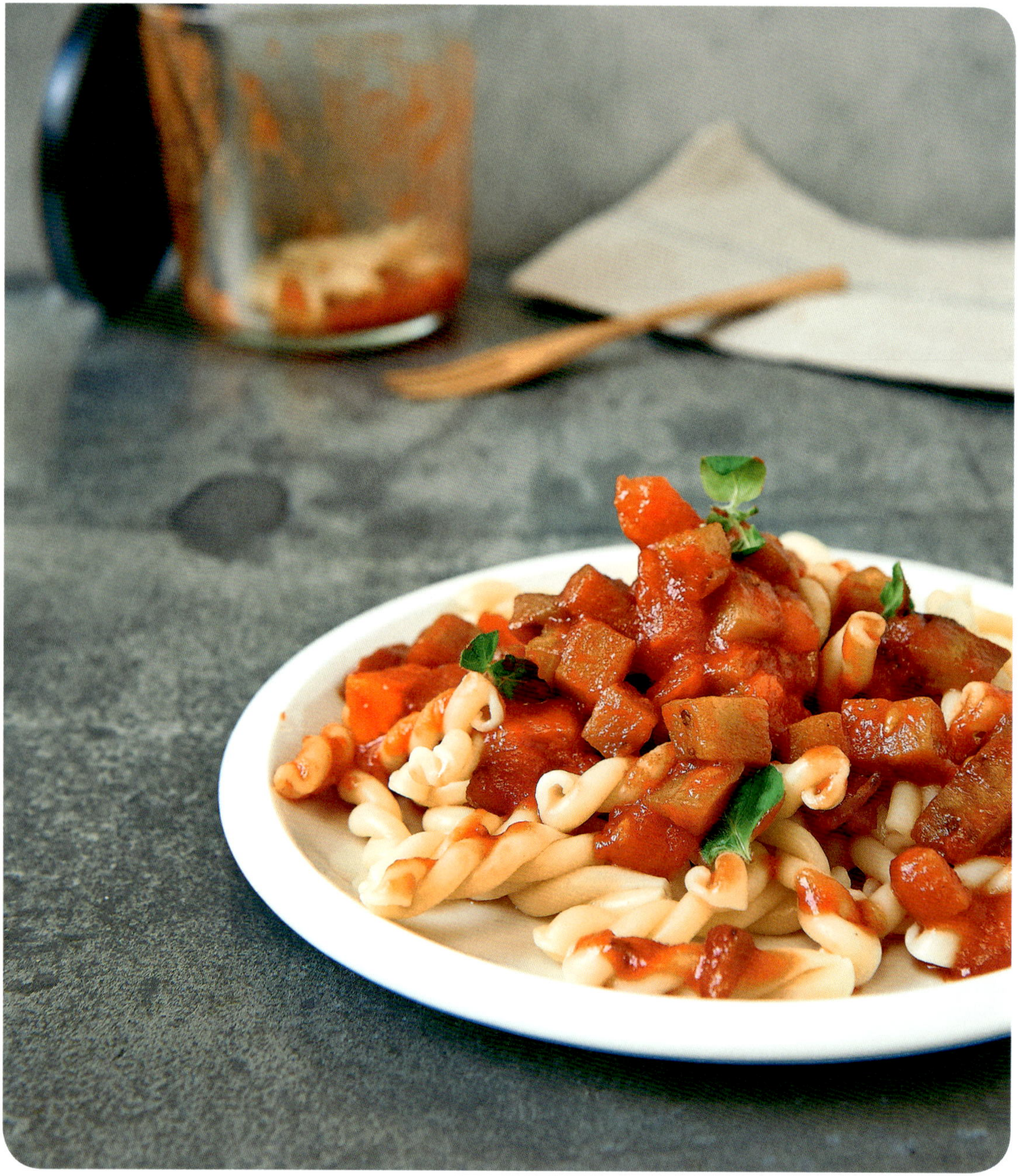

Nudeln mit Auberginenragout

Für 2 Portionen
10 Min.

150 g beliebige Hartweizengrießnudeln • 1 Aubergine • evtl. 1 TL (3 g) warm gepresstes Olivenöl • 200 g Tomaten • 2 EL Tomatenmark • 1 TL frische Oreganoblätter (oder Pesto) • Meersalz

- Aubergine schälen und in kleine Würfel schneiden. Tomaten kurz überbrühen, schälen und ebenfalls würfeln.

- Auberginenwürfel in einer großen Pfanne oder im Wok fettlos oder evtl. mit Olivenöl anbraten und mit den Tomatenwürfeln und Tomatenmark mischen.

- Etwa 5 Min. dünsten und mit Salz und klein geschnittenen Oreganoblättern abschmecken.

- Die Nudeln noch heiß anrichten und mit dem Auberginenragout belegen.

Nährwerte
319 kcal • 13 g E • 5 g F • 54 g KH • 5 BE

« Nudeln mit Auberginenragout

Nudeln mit Gemüsesugo

Für 2 Portionen
30 Min.

150 g beliebige Hartweizengrießnudeln oder selbst gemachte Nudeln (Seite 52) • 300 g Wurzelgemüse, sehr klein gehackt • evtl. 1 TL (3 g) warm gepresstes Olivenöl • 2 EL (40 g) Tomatenmark • 4 EL geschälte Tomatenwürfel • 30 g Schafskäse, gerieben • 1 EL frisch geschnittene Küchenkräuter • Meersalz

- Für das Gemüsesugo frisch gehacktes Wurzelgemüse evtl. mit Olivenöl oder fettlos in einer beschichteten Pfanne, Kasserolle oder im Wok kurz anbraten.

- Tomatenmark und immer wieder löffelweise etwas Gemüsebrühe zugeben. In ca. 20 Min. weich dünsten. Die Tomatenwürfel und Kräuter untermischen.

- Die gekochten Nudeln anrichten, mit dem Gemüsesugo vermischen und mit Schafskäse garnieren.

Nährwerte
336 kcal • 15 g E • 7 g F • 52 g KH • 4 BE

Grundrezept Hirse

Für 2 Portionen

40 Min.

- 120 g Goldkernhirse
- ca. 500 ml Wasser zum Kochen oder
- ca. 250–350 ml Gemüsebrühe oder Wasser zum Dünsten
- Meersalz
- evtl. 1 EL (30 g) Sauerrahm

- Hirse kochen: Hirse in das kochende Wasser geben und 20 Min. köcheln lassen. Dann Kochplatte auf Stufe 1 zurückschalten und 20 Min. zugedeckt ausquellen lassen. Hirse abseihen und heiß weiterverwenden. Wenn Sie Hirse auf Vorrat machen wollen, abkühlen lassen und zugedeckt in den Kühlschrank stellen.

- Hirse dünsten: Die Hirse in einem Kochtopf ohne Fett kurz anrösten, salzen, mit Gemüsebrühe aufgießen und ca. 20 Min. köcheln lassen. Die Kochplatte auf Stufe 1 zurückstellen, die letzten 10 Min. ganz ausschalten, den Topf darauf stehen lassen und zugedeckt ca. 20 Min. ausdünsten lassen; dabei nicht umrühren. Eventuell 2 EL Quark oder Sauerrahm untermischen und anrichten.

Tipp Beim Dünsten sollte die Gemüsebrühe danach völlig verdunstet und die Hirse trocken sein. Haben Sie zu wenig Flüssigkeit erwischt, dann einfach nachgießen, bei zu viel Flüssigkeit 5–10 Min. länger ausdünsten lassen. Beim Kochen und abgießen wird die Hirse etwas feuchter bleiben als beim Dünsten. Aus abgekühlter Hirse können Sie, mit etwas Quark oder Schmand zu einer festen Masse vermischt und gut gewürzt, Frikadellen formen. Diese in einer beschichteten Pfanne beidseitig goldgelb anbraten und evtl. mit je 1 Tomatenscheibe und Mozzarella belegt gratinieren.

Nährwerte

198 kcal • 6 g E • 2 g F • 38 g KH • 3 BE

Hirse mit Zucchini und Zitronenmelisse

Für 2 Portionen
40 Min.

120 g Goldkernhirse • ca. 250–350 ml Gemüsebrühe • 200 g Zucchini, in dicke Scheiben oder Würfel geschnitten • evtl. 1 TL (3 g) warm gepresstes Olivenöl • Meersalz • 1 TL Zitronenmelisse, frisch geschnitten

- In einer Kasserolle, beschichteten Pfanne oder in der Wokpfanne die Zucchinistücke fettfrei in ca. 2 Min. goldgelb anbraten oder evtl. mit 1 TL Olivenöl.

- Goldkernhirse und Gemüsebrühe zugeben, 15–20 Min. kochen lassen. Dann für 10 Min. die Kochplatte auf Stufe 1 schalten, danach ganz ausschalten. Den Topf stehen lassen und zugedeckt weitere 10 Min. nachquellen lassen. Dazwischen nicht umrühren.

- Mit Zitronenmelisse und Meersalz würzen. Sie können die Hirse auch separat anrichten und mit gedämpftem Gemüse Ihrer Wahl servieren.

Nährwerte
244 kcal • 7 g E • 4 g F • 44 g KH • 4 BE

Hirse mit Wurzelgemüse

Für 2 Portionen
40 Min.

120 g Goldkernhirse • 200 g geputztes und geschältes Wurzelgemüse, in feine Scheiben geschnitten • 50 g Staudensellerie mit Grün, fein geschnitten • 1 TL warm gepresstes Olivenöl • ca. 250–350 ml Gemüsebrühe • evtl. 60 ml Basensoße • Meersalz • 1 EL Frischkräuter, geschnitten

- Das Wurzelgemüse und den Staudensellerie im Kochtopf oder Wok fettfrei oder evtl. mit Olivenöl kurz anschwitzen.

- Die rohe Hirse dazugeben, mit der Gemüsebrühe aufgießen und etwa 15–20 Min. kochen lassen. Dann Kochplatte auf Stufe 1 zurückschalten, in den letzten 10 Min. ganz ausschalten. Topf stehen lassen und zugedeckt in etwa 20 Min. weich dünsten. Dazwischen nicht umrühren. Danach gut würzen, Kräuter unterheben und evtl. mit Basensoße mischen.

- Bei bereits vorgekochter Hirse zuerst das Gemüse weich dünsten.

Nährwerte
27 kcal • 8 g E • 5 g F • 48 g KH • 4 BE

Grundrezept Couscous

Für 2 Portionen

5 Min.

1 Tasse (ca. 150 g) Couscous • ca. 2 Tassen (300 ml) Gemüsebrühe oder Wasser • Meersalz

- Couscous in einem Topf mit der Gemüsebrühe einmal aufkochen. Kochplatte ausschalten, salzen und zugedeckt ca. 3–5 Min. ausquellen lassen, bis die ganze Flüssigkeit aufgesaugt ist. Es kann noch mit etwas mehr Flüssigkeit korrigiert werden. Mit einer Gabel auflockern.

- Das orientalische Couscous soll noch etwas »Biss« haben. Evtl. können Sie zuletzt auch 1 EL Butter oder kalt gepresstes Öl unterrühren.

Tipp Nach der Kur kann Couscous nicht nur als Hauptspeise oder Beilage, sondern auch als Süßspeise gegessen werden: mit Milch gekocht und mit Zimt, Ingwer und Rohzucker oder mit Honigmilch, Nuss oder Mandelmus verfeinert.

Nährwerte

243 kcal • 7 g E • 1 g F • 52 g KH • 5 BE

Couscous mit Gemüse und Schafskäse

Für 2 Portionen

10 Min.

1 Tasse (150 g) Couscous • 2 Tassen Gemüsebrühe • 100 g Zucchini, in Scheiben geschnitten • 100 g Tomaten • 30 g geriebener Schafs- oder Ziegenkäse • 1 TL frische Oreganoblätter • evtl. 1 TL (3 g) warm gepresstes Olivenöl

- Zucchinischeiben fettfrei in einer beschichteten Pfanne oder evtl. mit Olivenöl kurz anschwitzen, Couscous dazugeben und mit Gemüsebrühe aufgießen. Einmal aufkochen lassen, salzen, dann Kochplatte ausschalten.

- Deckel aufsetzen und zugedeckt auf der warmen Kochplatte ca. 3–5 Min. ausquellen lassen. Falls nötig, noch 2–3 EL Gemüsebrühe nachgießen.

- Tomaten evtl. überbrühen, schälen, entkernen und in Würfel schneiden. Mit Käse und Oregano unter den Couscous mischen.

- Nährwerte

310 kcal · 11 g E · 5 g F · 54 g KH · 5 BE

Couscous mit Portulak und Oliven

Für 2 Portionen
10 Min.

100 g Couscous • evtl. 1 TL (3 g) Olivenöl • 100 g Zucchini, in Scheiben geschnitten • 30 g grüne Oliven, entkernt • 200 ml Gemüsebrühe • 100 g Tomaten • 50 g Bergkäse • ½ Bund frischer Portulak, Blattspinat oder Koriander • Meersalz

- Couscous und Zucchini fettfrei oder evtl. in Olivenöl anschwitzen.
- Mit Gemüsebrühe auffüllen, salzen, einmal aufkochen, Kochplatte ausschalten und auf der warmen Platte zugedeckt ca. 3–5 Min. ausquellen lassen.
- Inzwischen Tomaten schälen, entkernen und würfeln, zusammen mit dem geriebenen Bergkäse, dem geschnittenen Portulak, Oliven, Blattspinat oder Koriander unterheben und etwas salzen.

Nährwerte
197 kcal • 29 g E • 10 g F • 17 g KH • 2 BE

Grundrezept Quinoa

Für 2 Portionen
30 Min.

120 g Quinoa • ca. 250 ml Gemüsebrühe • Meersalz

- Quinoa mit Gemüsebrühe aufkochen, salzen, etwa 10 Min. kochen lassen, dann Kochplatte ausschalten und das Getreide zugedeckt etwa 15–20 Min. auf der Kochplatte ausquellen lassen. Währenddessen nicht umrühren. Die Körnchen sollen bissfest bleiben.
- Danach vom Herd nehmen, mit einer Gabel auflockern und der weiteren Verwendung zuführen. Sie können mit Quinoa alle Gerichte zubereiten, die Sie auch mit Hirse machen können.

Nährwerte
212 kcal • 6 g E • 2 g F • 41 g KH • 4 BE

Grundrezept frisch gedämpfter Fisch

Für 2 Portionen
5–10 Min.

- 200 g Zander-, Forellen- oder Saiblingfilet, Barsch oder Hecht
- oder 1 kleiner ganzer Fisch, ausgenommen und geschuppt ca. 250 g
- 1 frischer Zweig Zitronenthymian oder Rosmarin
- 1 Bund frisches Basilikum oder Dill (oder 1 TL Pesto)
- Meersalz
- ¼ l klare Gemüsebrühe oder Wasser, gut gewürzt
- 2 Lorbeerblätter
- 5–8 Pfefferkörner

● Entweder eine Kasserolle mit Siebeinsatz, einen Wok mit Bambuskörbchen und Deckel oder ein Dampfgerät ohne Druck verwenden.

● Unterhalb des Einsatzes Kräuter, Lorbeer und Pfefferkörner, gewürztes Wasser mit kleinen Gemüsestücken oder Gemüsebrühe hineingießen.

● Die Fischfilets evtl. entgräten, mit wenig Salz, Basilikumstreifen oder Thymianzweigen würzen oder nach dem Dämpfen mit Basilikum- oder Dillpesto dünn bestreichen. Bei kleineren ganzen Fischen Zweige von Zitronenthymian oder Rosmarin in die Bauchhöhle füllen.

● Fisch auf den Siebeinsatz legen, Deckel drauf und im Dampf Filets 3–5 Min. garen. Ganze Fische – wie etwa Forelle oder Saibling – brauchen natürlich länger, etwa bis 15 Min.

● Dabei soll das Wasser immer unterhalb des Einsatzes bleiben. Dieses Wasser hinterher zu einem Drittel zur pürierten Kräuter-Basensoße (Seite 74) mischen, die dann zum Fisch serviert wird. Wenn Sie ein Dampfgerät verwenden, können Sie auch größere Fische auf den Locheinsatz legen und mit einem zusätzlichen Blech die Flüssigkeit auffangen.

Nährwerte

84 kcal • 19 g E • 1 g F • 0 g KH • 0 BE

Forelle oder Saibling im Fischsud

Für 2 Portionen
5–20 Min.

- 2 Filets von Forelle oder Saibling à 100 g
- oder 1 geputzte und ausgenommene Forelle
- oder 1 Saibling (ca. 250–300 g)
- 1 mittelgroße Möhre
- 1 Fenchelknolle
- 15 weiße Pfefferkörner
- 1 Petersilienwurzel
- 2–3 l Wasser
- Meersalz
- 1 Stängel Petersilie
- 2 Stängel Zitronenthymian oder Rosmarin
- 3 Lorbeerblätter
- 1 TL Wacholderbeeren
- ½ Zitrone, in Scheiben geschnitten

- Gemüse putzen, grob schneiden und in eine große flache Kasserolle geben.

- Das Wasser zugießen, Salz, Petersilie, Thymian, Lorbeerblätter, Pfefferkörner, Zitronenscheiben und Wacholderbeeren zufügen und alles erst mal eine gute halbe Stunde kochen lassen.

- Entweder die mit etwas Salz und Zitronenthymian gewürzten Filets auf den Einhängekorb geben und über dem Gemüsesud hängend zugedeckt etwa 5 Min. im Dampf garen und herausnehmen oder den ganzen Fisch ins kochende Wasser legen und 15–20 Min. mehr ziehen als kochen lassen.

- Mit dem Einhängesieb herausnehmen, gut abtropfen, filetieren und 2 Portionen anrichten.

- Als Beilage passen sämtliche Gemüse sowie Basensoßen.

Tipp Dem Fischfond können Sie durch Zugabe von 60 ml Weißwein oder 1 EL gutem Weinessig eine zusätzliche Note geben. Zum Blauwerden des Fisches trägt übrigens nur eine unverletzte Schleimhaut bei.

Nährwerte
84 kcal 19 g E 1 g F • 0 g KH • 0 BE

Fisch aus dem Backofen

Für 2 Portionen

60 Min.

- 1 Dorade, ca. 250–300 g, Wolfsbarsch, Forelle oder Saibling
- 200 g Tomaten
- 50 g Olivenfleisch
- 1 Fenchelknolle, ca. 200 g
- 1 Karotte, 150g
- evtl. 1 TL warm gepresstes Olivenöl
- 1 TL Zitronensaft
- Meersalz
- 2 Zweige frischer Rosmarin
- ca. 1/8 l Gemüsebrühe

● Den ausgenommenen und geschuppten Fisch innen und außen mit Salz und Zitrone würzen.

● Gehäutete und entkernte Tomaten in grobe Würfel schneiden, das Olivenfleisch klein würfeln, die Fenchelknolle putzen und mit dem Grün in Streifen schneiden. Karotte schälen und in Scheiben schneiden.

● Fenchel und Karotten in einer feuerfesten Form fettfrei andünsten oder evtl. mit Olivenöl und Rosmarin würzen. Die Form sollte nicht viel größer als der Fisch sein.

● Gemüsebrühe darübergießen und auf dem Herd einmal aufkochen lassen.

● Den Fisch auf das Gemüsebett legen.

● Im vorgeheizten Backofen bei 200–220 °C in 15–20 Min. goldbraun und knusprig backen, dabei öfter löffelweise mit dem Saft oder etwas Gemüsebrühe übergießen. Immer nur so viel, dass nichts anbrennt. Erst zuletzt Tomaten und Oliven dazugeben.

● Den Fisch und das Gemüse evtl. einmal wenden.

● Aus dem Ofen nehmen und den Fisch filetieren. Das Gemüse mit dem Zitronensaft auf 2 heißen Tellern anrichten und die Filets darauf verteilen.

Nährwerte

197 kcal • 25 g E • 6 g F • 9 g KH • 0 BE

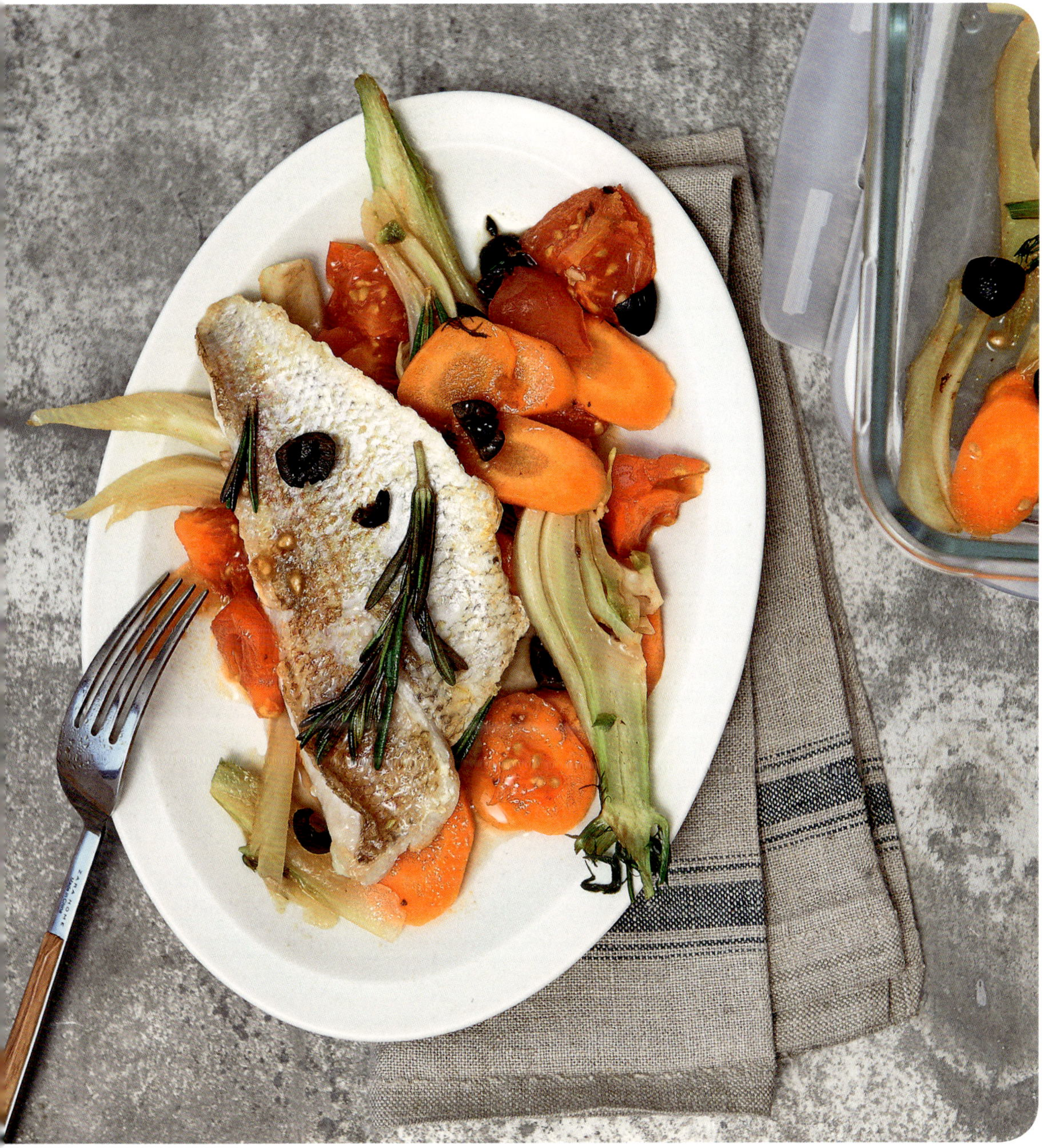

Filets vom Petersfisch mit Gemüse im Dampf

Für 2 Portionen

12 Min.

- ca. ¼ bis ½ l würzige Gemüsebrühe
- 2 Filets vom Petersfisch (je ca. 100 g)
- 50 g Möhren
- 50 g gelbe Rüben
- 50 g Staudensellerie
- 50 g Fenchelknolle
- evtl. 10 g Butter oder warm gepresstes Olivenöl
- Meersalz
- 1 TL Basilikumpesto
- 2–3 Petersilienstängel

Die Fischfilets säubern; evtl. mit der Pinzette entgräten, salzen, mit Pesto bestreichen.

Fenchel, Möhren und Rüben in Scheiben, Staudensellerie in feine Streifen schneiden.

Das Gemüse fettfrei anschwitzen oder evtl. Butter oder Olivenöl in einer Pfanne zerlaufen lassen und das Gemüse mit Petersilie darin kurz andünsten. Salzen.

Mit der Gemüsebrühe auffüllen und zugedeckt weich kochen.

Nun die Fischfilets – evtl. mit einem Einhängegitter – auf das Gemüse mit Brühe legen und 2–3 Min. zugedeckt im Dampf oder bei mäßiger Hitze garen lassen – je nachdem, wie dick die Filets sind.

Die Filets herausheben, das Gemüse auf vorgewärmten Suppentellern anrichten, die Filets darauf verteilen und mit etwas Brühe umgießen.

Tipp Dazu können Sie natürlich auch beliebig Filets von Saibling, Zander, Lachs, Scholle, Hecht oder Seezunge verwenden.

Nährwerte

210 kcal • 27 g E • 9 g F • 6 g KH • 0 BE

Goldbrasse auf buntem Fenchelgemüse

Für 2 Portionen
20–30 Min.

- 1 Goldbrasse, ganz, ca. 250–300 g
- oder 1 Wolfsbarsch, ausgenommen und geschuppt
- oder 2 Filets à ca. 100 g von der Goldbrasse oder vom Wolfsbarsch
- Meersalz
- 2 Zweige Zitronenthymian
- 1 Zweig Petersilie
- 1 Fenchelknolle (ca. 150 g)
- 50 g Karotten
- 50 g gelbe Rüben oder Pastinaken
- 1/8 Liter Basensoße (Seite 74)

- Bei ganzen Fischen die seitlichen Flossen mit einer Schere abschneiden.

- Die Goldbrasse oder den Wolfsbarsch mit dem Messerrücken schuppen, ausnehmen, gut abspülen, zwei- bis dreimal quer einschneiden, mit Küchenkrepp trocken tupfen und außen und innen salzen.

- Jeweils einen Thymian- und Petersilienzweig in die Bauchhöhle legen und die Oberseite des Fisches mit einem Thymianzweig belegen.

- Das geputzte Gemüse in Streifen schneiden und auf einem Dampfeinsatz – zuunterst etwas kochendes Wasser – verteilen.

- Die Filets evtl. entgräten, salzen und mit Zitronenthymianzweigen belegen.

- Erst nach etwa 10 Min. Garzeit die Filets auf das Gemüse legen und im Dampf etwa 5 Min. garen. Mit dem Gemüse und der heißen Basensauce anrichten.

- Ganze Fische zugedeckt im Kocheinsatz etwa 15–20 Min. im Dampf garen lassen. Dann filetieren, das Fenchelgemüse salzen und eventuell mit 3–4 EL heißer Basensauce vermischen.

Nährwerte

135 kcal • 24 g E • 1 g F • 6 g KH • 0 BE

Naturschnitzel mit Kräuter-Basensoße

Für 2 Portionen

5 Min.

- 2 Schnitzel à 100 g vom Huhn oder von der Pute
- evtl. 1 TL Oliven- oder Rapsöl, warm gepresst
- ⅛ l Basensoße (Seite 74)
- 2–3 EL Gemüsebrühe oder Wasser
- Meersalz

● Die Schnitzel klopfen, salzen und in einer beschichteten Pfanne fettfrei oder evtl. mit Öl beidseitig hellbraun anbraten. Aus der Pfanne nehmen und zur Seite stellen.

● Den Bratensatz mit 2 EL Gemüsebrühe einkochen, die Basensoße einrühren, einmal aufkochen und die Schnitzel darin noch einmal kurz erhitzen. Dabei auch den austretenden Fleischsaft berücksichtigen, damit die Soße nicht zu dünn wird. Eine zu dünne Soße kann immer mit etwas gedämpfter Kartoffel oder Gemüse entsprechend eingedickt werden. 1–2 EL Sojacreme oder Sahne sorgen neben dem guten Geschmack noch für cremiges Aussehen.

● Zum Naturschnitzel passen geschmacklich alle Kräuter-Basensoßen. Dazu servieren Sie eine Sorte Gemüse als Beilage. Ab MAD III kann noch zusätzlich etwas Kartoffelpüree dazugegeben werden.

Tipp Sie können eine Basensoße mit Kräutern notfalls auch aus verdünntem Kartoffelpüree herstellen: Das Püree mit dem beim Braten abgelaufenen Fleischsaft oder etwas Gemüsebrühe beliebig verdünnen und mit Frischkräutern oder 1 TL Kräuterpesto würzen! Auch eine dickliche Gemüse-Basensuppe (Seite 72) lässt sich zur Kräutersoße abwandeln.

Nährwerte

135 kcal • 25 g E • 2 g F • 3 g KH • 0 BE

Grundrezept Pute oder Huhn mit Gemüse im Ofen

Für 4 Portionen

60 Min.

- 450 g Putenbrust (oder 1 ganzes Huhn)
- 2 Petersilienwurzeln
- 2 Karotten
- ½ Sellerieknolle
- 2 gelbe Rüben
- ½ Selleriestange
- 3 Rosmarinzweige
- Meersalz
- ¼–½ l Gemüsebrühe oder Wasser

● Das Gemüse putzen, schälen und in größere Stücke schneiden.

● Putenbrust (oder Huhn) wenig salzen.

● In die Bratenpfanne etwa ⅛ l Gemüsebrühe gießen, das Fleisch hineinlegen und im bereits vorgeheizten Ofen bei 200–220 °C die ersten 20 Min. ohne Deckel bräunen. Dann evtl. wenden, das Gemüse zum Bräunen seitlich der Bratenpfanne verteilen, Rosmarinzweige aufs Fleisch legen und weitere 20–30 Min. garen. Dazwischen öfter mit dem Bratensaft übergießen, evtl. wenden und gut Farbe annehmen lassen.

● Das Fleisch in vier Portionen aufteilen (das Huhn vierteln) und mit Gemüse und Saft anrichten.

● Bei MAD III können Sie evtl. zusätzlich 2–3 halbierte Kartoffeln mitbraten und später bei der Normalkost zusätzlich 3–4 geschälte Zwiebelhälften, Lauchringe oder Jungzwiebeln.

Tipp Auf dieselbe Art und Weise können Sie auch ein Kaninchen, bei MAD III einen Lammbraten, Wildbraten oder Teile vom Rind zubereiten. Ein geschmorter Braten wird zusätzlich mit Basensoße aufgegossen und zugedeckt weich gedünstet. Das Gemüse wird mit der Basensoße püriert und zum portionierten Fleisch gegeben. Die Soße kann bei Wild und Rind noch mit etwas Rotwein, Orangenfilets und Preiselbeeren verfeinert werden. Als Beilage eignet sich Gemüse oder Kartoffelpüree.

Nährwerte

133 kcal • 25 g E • 3 g F • 2 g KH • 0 BE

Hühnerfleisch mit Mangold und Fenchel im Wok

Für 2 Portionen

15 Min.

- 150 g Hühnerfilet
- evtl. 1 TL Rapsöl
- 50 g Staudensellerie mit Grün
- 100 g frischer Mangold
- 100 g frischer Fenchel
- 50 g gelbe Rüben oder Karotten
- 1 TL (10 g) Maisstärke
- 1 TL (5 g) Sojasoße
- ⅛ l Gemüsebrühe
- evtl. ⅛ l Basensoße
- Meersalz
- ½ TL frische Thymianblättchen

Mangold putzen und grob schneiden, Karotten und gelbe Rüben schälen und in feine Scheiben schneiden, Fenchel vierteln und in Scheiben schneiden, Hühnerfilet in Streifen schneiden.

Stangensellerie mit Grün klein schneiden, entweder fettfrei oder evtl. mit Rapsöl in der Wokpfanne kurz anbraten, alles Gemüse 2–3 Min. mitbraten, herausnehmen und zur Seite stellen.

Hühnerfilet in einer Schüssel mit Maisstärke, Sojasoße und 2–3 EL Gemüsebrühe vermischen, in der gleichen Wokpfanne kurz anbraten, herausnehmen und zur Seite stellen.

Das ganze Gemüse und Thymian in die Wokpfanne geben, salzen und das Gemüse zugedeckt etwa 5–7 Min. weich dünsten lassen, dabei nach und nach etwas Gemüsebrühe angießen.

Zuletzt die Basensoße und das Hühnerfleisch untermischen, noch einmal gut heiß machen und falls nötig etwas nachschmecken.

Dazu können Sie nach der MAD III auch Rinderfiletspitzen, Reh, Hirsch- oder Lammrückenscheiben verwenden. Schmeckt auch köstlich. Ab MAD III können Sie auch ½ TL frische Ingwerstreifen dazugeben.

Nährwerte

105 kcal • 14 g E • 2 g F • 7 g KH • 1 BE

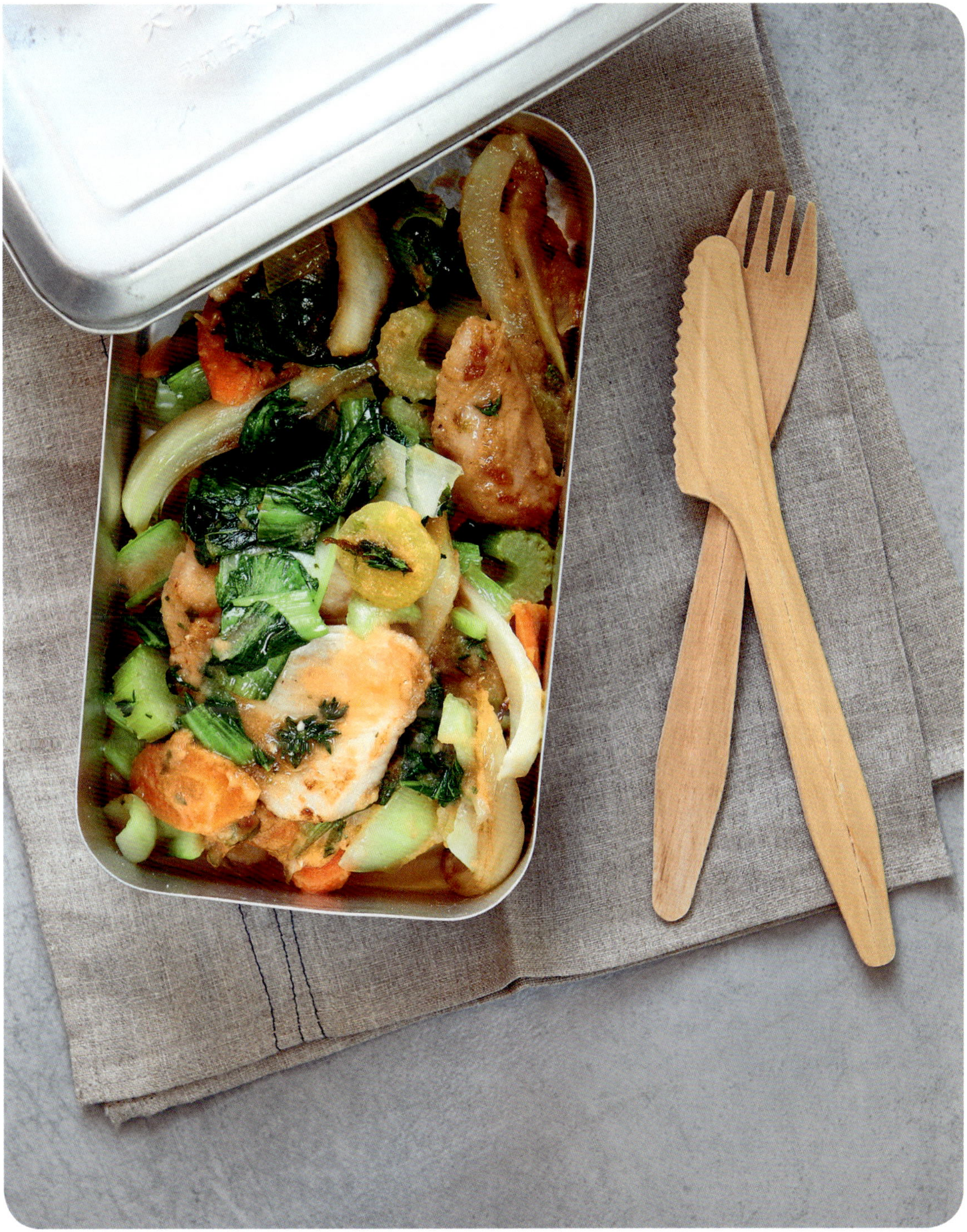

Milde Ableitungsdiät – MAD Stufe II

In der zweiten Stufe der MAD kommen etwas anspruchsvollere Kost- und Zubereitungsarten vor. Der Übergang zur zweiten Stufe ist – je nach Verlauf – nach ein bis zwei Wochen zu empfehlen.

Im Unterschied zur ersten Stufe der MAD-Kur können als Beilage zu Fisch- oder Fleischgerichten Mischungen aus zwei bis vier Gemüsesorten probiert werden. Zusätzlich können Sie zum Würzen etwas getrocknete Galgantwurzel und Ingwer in der Gewürzmühle (wie Pfeffer) verwenden.

Brötchen und Fladen – Stufe II

Das bisherige Milchfrühstück kann durch weitere Zulagen angereichert werden (= erweitere Milchdiät). Dazu gehören etwas gute Butter, frischer, milder Schafsquark oder -käse oder Ziegenkäse und ab und zu ein weich gekochtes Ei. Die schon aus der ersten Stufe der MAD bekannten Fladenbrote und Dinkelbrötchen können nun mit zusätzlichen Gewürzen und weiteren Zutaten angereichert werden.

Weitere Variationsmöglichkeiten für Dinkelfladen

Fladen nach dem Grundrezept (Seite 62) zubereiten. Folgende Zutaten können Sie wahlweise zusätzlich in den Fladenteig mischen:

- 100 g Sonnenblumenkerne, gehackt
- 2 EL Küchenkräuter, frisch geschnitten
- 100 g geröstete Kürbiskerne, gehackt

- 100 g Mandeln oder Pistazien, klein geschnitten
- 100 g Walnüsse, klein geschnitten
- 100 g Pinienkerne, grob gehackt
- 1 EL Schwarzkümmel, ganz
- 1 EL Hanfsamen, gestoßen
- 1 EL Anis oder Sesam, ganz
- 2 EL Olivenfleisch, klein geschnitten

Weitere Variationsmöglichkeiten für Dinkelbrötchen

Brötchen nach dem Grundrezept (Seite 60) zubereiten. Vor dem Backen können folgende Zutaten zusätzlich zum Brötchenteig gemischt werden: Probieren Sie einfach nach Geschmack.

- 2 EL Küchenkräuter, geschnitten
- 2 EL Sonnenblumenkerne, geschrotet
- 1 EL Leinsamen, geschrotet
- 1 EL Sesamsamen, ungeschält
- 1 EL Kürbiskerne, geröstet, gehackt
- 1 EL Schwarzkümmel ganz
- 50 g grob geriebener Hartkäse, Bergkäse oder Schafskäse
- 50 g Rinderschinken, klein gewürfelt

Aufstriche – Stufe II

Während der MAD II der Milden Ableitungsdiät können Sie natürlich die bereits bekannten Aufstriche wie gewohnt weiterverwenden – zum Frühstück mit Brötchen oder Fladen, zu den Pellkartoffeln oder Folienkartoffeln oder auch als Beigabe zur Kursemmel am Abend. Der nun folgende Quark-Leinöl-Aufstrich soll eine weitere gute Ergänzung zu den bereits bekannten Aufstrichen sein. Er entspricht einer günstigen und wertvollen Eiweißkombination nach der Fettexpertin Dr. Johanna Budwig.

Rezept:

Leinöl-Quark-Aufstrich (Seite 112)

Getreidebreie – Stufe II

Magenwärmende Getreidebreie können auch in der MAD II alternativ zum Milchfrühstück gewählt werden – hier stehen nun auch süße Variationen zur Wahl.

Neben den bereits bekannten Getreidebreien kommen nun noch ein paar weitere Varianten dazu. Im Sinne der Monotonie wird empfohlen, mehrere Tage bei einer bereits gut vertragenen Getreidevariante zu bleiben.

Rezepte:

Banane-Haferflocken-Brei (Seite 112)
Maisgrießbrei mit Zimt (Seite 113)
Hirse-Kraftbrei mit Honig und Mandeln (Seite 113)
Süßer Gofiobrei (Seite 114)

Suppenvarianten – Stufe II

Neben den bereits bekannten Basensuppen können Sie nun auch Suppen ausprobieren, die mit etwas Getreide angereichert sind.

Mögliche, weitere Variationen für pürierte Basensuppen

Die bereits bekannten, einfachen Basensuppen der MAD I können Sie nun bei MAD II durch ein paar zusätzliche Zutaten variieren.

- Kartoffel-Basensuppe (Seite 71) zubereiten und zusätzlich mit 2 EL bestem, kalt gepresstem Leinöl anreichern. Außerdem etwas fein geschnittenen Staudensellerie mit Grün mitkochen lassen. Geben Sie nach dem Pürieren noch ca. 100 g ganz kurz angebratene frische Champignonscheiben zur Suppe, dann haben Sie daraus eine Champignonsuppe abgeleitet.
- Gemüse-Basensuppe (Seite 72) zubereiten, und wenn das Gemüse weich ist, 2 Handvoll frischen Blattspinat, Rucola, Kerbel oder Zitronenmelisse zugeben und im Mixglas fein pürieren. Beim Anrichten mit etwas Sauerrahm, Schmand, Crème fraîche oder Schafsjoghurt und bestem, kalt gepresstem Leinöl oder Olivenöl garnieren.

Rezepte:

Haferbreisuppe mit Gemüse (Seite 114)
Hirsesuppe mit Gemüse (Seite 115)

Gemüsegerichte – Stufe II

Auch in der zweiten Stufe der Milden Ableitungsdiät können Gemüsegerichte – wie im Rezeptteil angeführt – eine empfehlenswerte Hauptmahlzeit oder eine passende Beilage zu Fisch- oder Fleischgerichten im Sinne der Trennkost sein. Hier finden Sie weitere Anregungen für die Gemüseküche.

Rezepte:
Mangold oder Blattspinat mit Mandeln (Seite 115)
Zucchini-Auberginen-Gemüse mit Oliven (Seite 117)
Überdämpfte Tomaten mit Basilikum und Schafsmozzarella (Seite 117)
Buntes Gemüseratatouille (Seite 118)

Kartoffelgerichte – Stufe II

Neben den bereits bekannten Kartoffelgerichten der MAD I finden Sie nun zusätzliche Variationsmöglichkeiten.

Kartoffelbrei bzw. Stampf mit Gemüse

Den Kartoffelbrei oder Kartoffelstampf (Seite 81) zubereiten. Dazu sind folgende Beilagen möglich:

- Zucchini-Auberginen-Gemüse mit Oliven (Seite 117)
- Mangold oder Blattspinat mit Mandeln (Seite 115)
- Überdämpfte Tomaten Basilikum mit Schafsmozzarella (Seite 117)
- Radicchio
- Spiegelei

Folien- oder Pellkartoffel

Die Kartoffeln nach dem Grundrezept (Seite 47) zubereiten. Die Sauerrahmsoße zu den Folienkartoffeln kann variiert werden. Vermischen Sie dazu 2 EL Sauerrahm, Schmand oder Schafsquark mit einer Prise Meersalz und

- 1 EL gutem Tomatenpüree oder
- 1 EL gutem, mildem Currypulver oder
- 1 EL Sesampaste oder gehackten Walnüssen oder
- 1 EL fein geriebenem Schafskäse oder
- 1 EL Mandelmus.

Nach wie vor können Sie die bereits bekannten Aufstriche aus der ersten Stufe servieren. Mit einem Dinkelbrötchen oder einem Brotfladen und Kräutertee gilt der Aufstrich als leichtes Abendessen.

Die bereits oben angeführten Gemüsegerichte oder Beilagen schmecken natürlich ebenso gut zu Pell- und Folienkartoffeln. Weitere Möglichkeiten und Variationen finden Sie nun anschließend.

Rezepte:

Folien- oder Pellkartoffeln mit Tomaten und Basilikum (Seite 118)
Folien- oder Pellkartoffeln mit Schafskäse und Zitronenmelisse (Seite 119)

Kartoffelgnocchi mit Gemüsebeilage

Die Gnocchi nach dem Grundrezept (Seite 83) zubereiten. Folgende Gemüsebeilagen können Sie nun zusätzlich dazu auswählen:

- Zucchini-Auberginen-Gemüse mit Oliven (Seite 117)
- Mangold oder Blattspinat mit Mandeln (Seite 115)
- Überdämpfte Tomaten mit Basilikum und Schafsmozzarella (Seite 117)

Rezepte:

Kartoffelgnocchi mit Zucchinistreifen und Rucola (Seite 119)
Kartoffelgnocchi mit Auberginen und Tomaten (Seite 120)
Kartoffelgnocchi mit Blattspinat und Schafskäse (Seite 120)

Polenta-, Reis-, Nudel- und Hirsegerichte – Stufe II

Wie in den Grundrezepten beschrieben zubereiten. Neben den bereits bekannten Beilagen gibt es nun weitere Vorschläge:

- Zucchini-Auberginen-Gemüse mit Oliven (Seite 117)
- Mangold oder Blattspinat mit Mandeln (Seite 115)
- Überdämpfte Tomaten mit Basilikum und Schafsmozzarella (Seite 117)

Rezepte:

Polenta mit Mangoldgemüse oder Blattspinat (Seite 122)
Polenta mit Kürbisgemüse (Seite 123)
Reis mit Krebsen, Tomaten und Kresse (Seite 125)
Fischrisotto mit Safran (Seite 126)
Brennnessel- oder Löwenzahnrisotto (Seite 127)
Grundrezept Dinkelnudeln (Seite 128)
Tagliatelle mit Schafskäse und Kirschtomaten (Seite 128)
Nudeln mit Radicchio (Seite 130)
Penne mit filetiertem Fisch (Seite 130)
Hirsefrikadellen (Seite 131)
Hirse-Käse-Krapfen (Seite 133)
Hirse mit Oliven (Seite 134)
Hirse mit Spargel (Seite 135)

Hirse mit Tomaten und Auberginen (Seite 136)
Hirseauflauf überbacken (Seite 137)
Hirsotto mit Gemüseratatouille (Seite 138)

Fisch- und Fleischgerichte – Stufe II

Wie bei allen Gerichten gibt es nun bei der MAD II weitere Auswahlmöglichkeiten bei Fisch- und Fleischgerichten. Um bei der verdauungsschonenden Trennkostbasis zu bleiben, sollten Sie auch hier (statt Brot, Kartoffeln, Getreide oder Nudelbeilagen) die besonders leicht verdaulichen Gemüsebeilagen auswählen. Weitere Wahlmöglichkeiten bei den Gemüsebeilagen:

- Zucchini-Auberginen-Gemüse mit Oliven (Seite 117)
- Mangold oder Blattspinat mit Mandeln (Seite 115)
- Überdämpfte Tomaten mit Basilikum und Schafsmozzarella (Seite 117)

Rezepte:

Fleisch mit Mangoldgemüse und Pilzen im Wok (Seite 139)

Abendessen – Stufe II

Das Abendessen bleibt ebenso bescheiden wie in der ersten Stufe der MAD I. Am besten ist, wenn Sie sich abends weiterhin auf den Verzehr von Kräutertee und einer Kursemmel oder Kurfladen beschränken. Sollte es aber aus beruflichen Gründen gar nicht anders gehen, wenn Sie zum Beispiel zu Mittag keine Gelegenheit für eine Hauptmahlzeit hatten, so möchten wir Ihnen einige warme und sehr leicht verdauliche Hauptspeisen zur Wahl anbieten.

- Brotfladen/Kursemmel mit Aufstrich
- Getreidebreie
- Brotaufstriche mit Pellkartoffel
- Pellkartoffeln mit Sauerrahmsoße und/oder Gemüse
- Couscous, Reis, Nudeln oder Hirse mit Gemüse
- Gemüsegerichte
- Fischgerichte mit Gemüse
- Fleischgerichte mit Gemüse

Auf Obst, Kompott und Salat wird während der Kur weiterhin verzichtet. Die Alternative: gedämpftes Gemüse als Beilage oder Gemüsesalat!

Leinöl-Quark-Aufstrich

Für 4 Portionen

5 Min.

250 g Schafs- oder Ziegenquark, Magerquark, Hüttenkäse oder Frischkäse • kann auch zur Hälfte mit Gervais oder Tofu natur gemischt werden • 6 EL Milch oder Sahne • 3 EL bestes, kalt gepresstes Leinöl • evtl. etwas Galgant aus der Mühle oder 2 dünne Scheibchen Ingwer, fein geschnitten • Meersalz

- Alles miteinander zu einem glatten Aufstrich vermischen und im Kühlschrank aufbewahren.

Banane-Haferflocken-Brei

Für 2 Portionen

10 Min.

3 gehäufte EL (60 g) Haferflocken oder Hirseflocken • ¼ l Wasser mit ¼ l Milch gemischt (Falls Kuhmilch nicht vertragen wird, 20 % Sahne mit 80 % Wasser verdünnen; bei Laktoseintoleranz laktosefreie Milch oder ca. ½ l Reis-, Hafer- Kokos oder Sojamilch verwenden) • eine Prise Meersalz • ½ Banane, 50 g Mango oder Papaya • 20 g Mandelmus, ungezuckert

- Getreideflocken in die Flüssigkeit streuen, unter Rühren etwa 5 Min. köcheln lassen. Vom Herd nehmen.

- Obst klein schneiden, mit dem Mandelmus und etwas Salz in den Brei geben und gut vermischen.

Tipp Sie können Mandelmus auch selber machen: Dazu 4 EL Mandeln in ein Mixglas geben und mit etwas verdünntem Haferflockenbrei oder Wasser dicklich pürieren. Eventuell zusätzlich 1 TL Bienenhonig oder Ahornsirup einrühren.

Nährwerte

256 kcal • 10 g E • 11 g F • 30 g KH • 3 BE

Maisgrießbrei mit Zimt

Für 2 Portionen
15 Min.

60 g Maisgrieß, frisch geschrotetes Mais- oder Gofiomehl (Seite 65) • ca. ½ l Flüssigkeit (siehe Rezept Banane-Haferflocken-Brei) • 1 Prise Meersalz • 1 EL kalt gepresstes Leinöl, Mandelöl oder anderes hochwertiges Pflanzenöl • ½ TL Zimt, gemahlen

- Getreide mit der Flüssigkeit 2–3 Min. kochen lassen, dann zugedeckt auf der ausgeschalteten Kochplatte etwa 10 Min. ausquellen lassen.
- Mit dem gewählten Pflanzenöl und Zimt vermischen.

Nährwerte
124 kcal • 3 g E • 3 g F • 38 g KH • 3 BE

Hirse-Kraftbrei mit Honig und Mandeln

Für 2 Portionen
20 Min.

60 g Goldkernhirse • ca. ½ l Flüssigkeit • Meersalz • 1 TL Bienenhonig (10 g), Ahornsirup oder Birnex • 30 g grob gehackte Mandeln • 1 EL (5 g) kalt gepresstes Leinöl oder Mandelöl

- Hirse mit der ausgewählten Flüssigkeit 10 Min. kochen lassen, Kochplatte ausschalten und darauf zugedeckt 15 Min. ausquellen lassen. Zwischendurch nicht umrühren, damit jedes Hirsekorn aufbrechen kann und gut weich wird.
- Honig, Öl und Mandeln untermischen.

Nährwerte
225 kcal • 5 g E • 11 g F • 25 g KH • 2 BE

Süßer Gofiobrei

Für 2 Portionen
10 Min.

60 g gekauftes oder frisch geschrotetes Gofiomehl (Seite 65) • ca. 1/4 l Wasser • ca. 1/4 l Milch • eine Prise Meersalz • 1 TL (10 g) Bienenhonig, Ahornsirup oder Birnex • 1/2 (50 g) Apfel, gerieben, oder Banane, Mango oder Papaya

- Das Gofiomehl in ein Kochgeschirr geben, mit kalter Milch und Wasser anrühren, dann zum Kochen bringen und 2–3 Min. unter Rühren mittels Schneebesen kochen lassen.
- Vom Herd nehmen und zugedeckt 2–3 Min. ausquellen lassen.
- Mit einer Sorte Obst Ihrer Wahl, einer Spur Salz und Honig vermischen.

Nährwerte

132 kcal • 3 g E • 1 g F • 23 g KH • 2 BE

Haferbreisuppe mit Gemüse

Für 2 Portionen
8 Min.

3 gehäufte EL (60 g) Hafermark oder Haferflocken • ca. 3/8 l Gemüsebrühe (Seite 70) • 2 EL (20 g) Sahne (10 % Fett) oder Sojacreme • 50 g klein geschnittenes, gedämpftes Wurzelgemüse (Karotten, Sellerie, gelbe Rüben usw.) • Meersalz • 1 TL fein geschnittene Petersilie oder andere Küchenkräuter

- Das Getreide mit der Gemüsebrühe unter Rühren 3–5 Min. kochen lassen.
- Dann die Sahne, Petersilie und das Gemüse zugeben und mit einer Spur Salz gut abschmecken.

Nährwerte

120 kcal • 3 g E • 2 g F • 22 g KH • 2 BE

Hirsesuppe mit Gemüse

Für 2 Portionen

30 Min.

60 g Goldkernhirse • ca. 3/8 l Gemüsebrühe • 2 EL kalt gepresstes Oliven- oder Mandelöl • 1 TL Liebstöckel, frisch geschnitten • 50 g gedämpftes Wurzelgemüse (Karotten, Sellerie, gelbe Rüben usw.) • Meersalz • evtl. etwas Galgant aus der Mühle oder 2 dünne Scheibchen Ingwer, fein geschnitten

- Getreide mit der Gemüsebrühe 10 Min. kochen lassen und zugedeckt weitere 10 Min. auf Stufe 1 ausquellen lassen.

- Danach Öl, Liebstöckel sowie Gemüse zugeben und mit Salz abschmecken.

Nährwerte

165 kcal • 3 g E • 7 g F • 42 g KH • 2 BE

Mangold oder Blattspinat mit Mandeln

Für 2 Portionen

10 Min.

500 g Mangoldgemüse oder Blattspinat • 1 TL (3 g) kalt gepresstes Mandelöl • 30 g grob gehackte Mandeln • 60 ml Basensoße • Meersalz • Muskatnuss, frisch gerieben • evtl. etwas Galgant aus der Mühle oder 2 dünne Scheibchen Ingwer, fein geschnitten

- Mangold bzw. Spinat putzen, waschen, gut abtropfen und grob schneiden. Die dickeren Stiele bei Mangold vom Blattgrün trennen. Blattspinat mit jungen Stielen ganz lassen.

- Die Mangoldstiele mit etwas Basensoße 3–4 Min. weich dünsten. Dann das Mangoldgrün oder die Spinatblätter dazumischen und weitere 2–3 Min. dünsten lassen.

- Mit Meersalz und Muskatnuss abschmecken und mit erhitzter Basensoße, Mandeln sowie Mandelöl mischen.

Nährwerte

170 kcal • 11 g E • 8 g F • 11 g KH • 1 BE

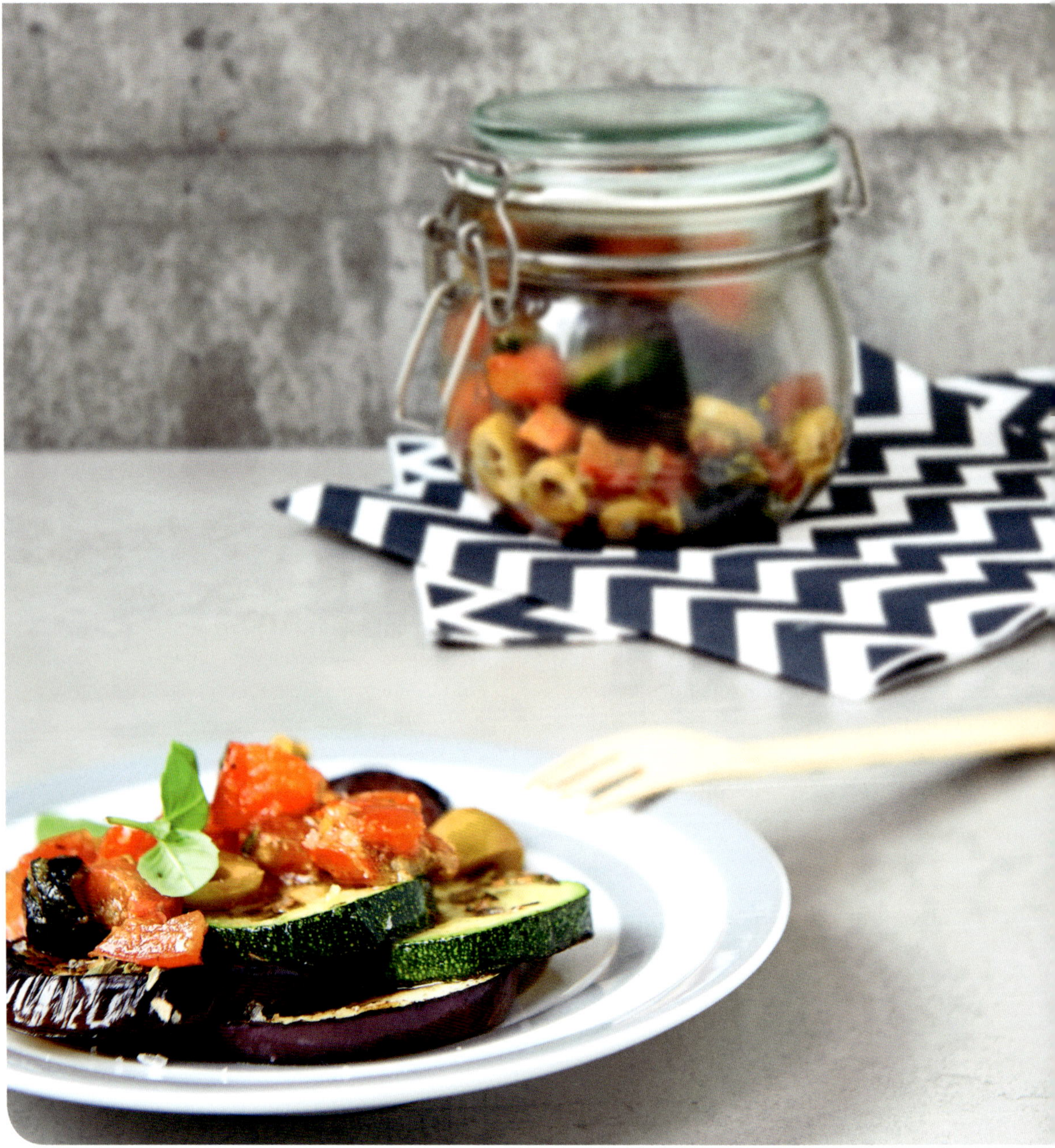

Zucchini-Auberginen-Gemüse mit Oliven

Für 2 Portionen
5 Min.

250 g Zucchinischeiben • 250 g Auberginenscheiben • 1 EL warm gepresstes Olivenöl • 30 g Olivenfleisch, evtl. grün und schwarz gemischt, klein geschnitten • 1 EL Basilikumblätter, fein geschnitten oder 1 TL (5 g) Kräuterpesto • 1 TL Oregano getrocknet • Meersalz • 100 g Tomatenwürfel • 1 EL kalt gepresstes Olivenöl

- Olivenöl in der Kasserolle oder Wokpfanne erhitzen. Die mit Oregano und Salz gewürzten Auberginenscheiben beidseitig etwa 2–3 Min. anbraten, herausnehmen und dann die gewürzten Zucchinischeiben beidseitig anbraten.

- Die Auberginen wieder zugeben, Oliven, Pesto, Tomatenwürfel und Basilikum untermischen, leicht salzen und vor dem Anrichten 1 EL Olivenöl darüberträufeln.

Nährwerte
170 kcal • 11 g E • 8 g F • 11 g KH • 1 BE

« Zucchini-Auberginen-Gemüse mit Oliven

Tomaten mit Basilikum und Schafsmozzarella

Für 2 Portionen
5 Min.

500 g sonnengereifte, feste Fleischtomaten (evtl. auch Zucchinischeiben, Auberginenscheiben oder Mangoldspinat) • 50 g Schafsmozzarella (oder Ziegenkäse) • 1 Bund frisches Basilikum und 1 TL Basilikumpesto • 1 EL (5 g) bestes, kalt gepresstes Olivenöl • Meersalz

- Den Strunk der Tomaten herausschneiden, die Tomaten an der runden Seite leicht einritzen und ein paar Sekunden in kochendes Wasser tauchen.

- Die Haut abziehen und die Tomaten in dicke Scheiben schneiden.

- Tomaten (oder anderes Gemüse) auf zwei Tellern so anrichten, dass dazwischen – dachziegelartig – Mozzarellascheiben und Basilikumblätter liegen.

- Darüber das Olivenöl, Basilikumpesto und etwas Meersalz geben.

Nährwerte
118 kcal • 9 g E • 6 g F • 7 g KH • 1 BE

Buntes Gemüseratatouille

Für 2 Portionen

15 Min.

500 g gemischtes Gemüse (Karotten, gelbe Rüben, Zucchini, Pastinaken, Fenchel, Sellerieknolle, Auberginen, Staudensellerie mit Grün) • 1 Bund frisches Basilikum • Meersalz • ⅛ l Kräuter-Basensoße • 250 g frische Champignons • 200 g Tomaten • 1 TL (3 g) Olivenöl

- Das geputzte Wurzelgemüse und Fenchel in dünne Scheiben schneiden und weich dämpfen.

- Gemüse und Champignons nacheinander jeweils für sich in einer beschichteten Pfanne mit 1 TL Olivenöl kurz anbraten und warm stellen. Tomaten enthäuten, vierteln und das Kerngehäuse entfernen. Basilikumblätter in Streifen schneiden.

- Gemüse miteinander in der Pfanne mit heißer Basensoße mischen und mit Basilikumstreifen und Meersalz würzen.

Nährwerte

109 kcal • 9 g E • 0 g F • 16 g KH • 1 BE

Folienkartoffeln mit Tomaten und Basilikum

Für 2 Portionen

60 Min.

4 mittelgroße mehlige Kartoffeln (400 g) • 250 g Tomaten • 1 EL Basilikumstreifen, frisch geschnitten, oder 1 TL Kräuterpesto • Meersalz • etwas Galgant aus der Mühle

- Kartoffeln als Pell- oder Folienkartoffeln zubereiten. Tomaten überbrühen, schälen, vierteln, die Kerne entfernen und Tomate in Würfel schneiden.

- Die Tomatenwürfel mit den frisch geschnittenen Basilikumstreifen vermischen, mit Meersalz und Galgant würzen und in die aufgebrochenen Pellkartoffeln füllen oder dazu servieren. Evtl. noch 2 EL Schmand oder Schafsjoghurt zum Garnieren obenaufgeben.

Tipp Sie können die Kartoffeln 2–3 Stunden im Backofen bei 80 °C warm halten oder morgens frisch dämpfen, einwickeln und mitnehmen. Evtl. noch mal im Dampf heiß machen.

Nährwerte

167 kcal • 5 g E • 2 g F • 32 g KH • 3 BE

Folien- oder Pellkartoffeln mit Schafskäse

Für 2 Portionen
60 Min.

4 mittelgroße mehlige Kartoffeln (400 g) • 50 g geriebener Schafskäse • 1 EL (30 g) Sauerrahm oder Schmand • 1 TL frische Zitronenmelisse, fein geschnitten, oder 1 TL Kräuterpesto • Meersalz • Galgant aus der Mühle

- Kartoffeln als Pell- oder Folienkartoffeln zubereiten.
- Den geriebenen Schafskäse mit Sauerrahm und Zitronenmelisse mischen und mit Meersalz und Galgant abschmecken.
- In die aufgebrochenen Pellkartoffeln füllen oder separat zu den Pellkartoffeln dazu servieren.

Nährwerte
218 kcal • 9 g E • 6 g F • 30 g KH • 3 BE

Kartoffelgnocchi mit Zucchinistreifen

Für 2 Portionen
10 Min.

2 Portionen Gnocchi (Seite 83) • 10 g Butter und 1 TL Olivenöl • 100 g fein geschnittene Zucchinistreifen • 30 g grob geschnittener Rucola oder 1 TL Kräuterpesto • Meersalz und Galgant aus der Mühle

- Zuerst die Zucchinistreifen 2–3 Min. in einer großen beschichteten Pfanne oder in der Wokpfanne mit Butter und Olivenöl langsam anbraten.
- Herausnehmen und nun die gekochten Gnocchi 2–3 Min. anbraten.
- Mit den Zucchinistreifen und Rucola mischen.
- Mit Meersalz und Galgant aus der Mühle würzen und anrichten.

Nährwerte
373 kcal • 12 g E • 8 g F • 62 g KH • 5 BE

Kartoffelgnocchi mit Auberginen

Für 2 Portionen

10 Min.

2 Portionen Gnocchi (Seite 83) • 10 g Butter und 1 TL Olivenöl • 100 g Aubergine • Meersalz • Galgant aus der Mühle • 200 g Tomaten • 1 EL frische Basilikumblätter oder 1 TL Kräuterpesto

- Tomaten überbrühen, schälen, vierteln und würfeln. Aubergine schälen und in Würfel schneiden.
- Zuerst die Auberginenwürfel in einer großen beschichteten Pfanne oder im Wok mit 10 g Butter und 1 TL Olivenöl 2–3 Min. anbraten und herausnehmen.
- Nun die gekochten Gnocchi kurz anbraten und mit den Auberginenwürfeln mischen.
- Mit Meersalz und Galgant aus der Mühle würzen, mit Tomaten und Basilikum (oder Pesto) durchschwenken.

Nährwerte

377 kcal • 12 g E • 8 g F • 62 g KH • 5 BE

Kartoffelgnocchi mit Blattspinat

Für 2 Portionen

10 Min.

2 Portionen Gnocchi (Seite 83) • 10 g Butter • 1 TL Olivenöl • 200 g frischer, junger Blattspinat • Meersalz • Muskatnuss, frisch gerieben • 40 g Schafskäse, frisch gerieben • 1 EL frische Basilikumblätter (oder 1 TL Pesto)

- Die Gnocchi in einer beschichteten Pfanne oder in einer Wokpfanne mit Butter und Olivenöl langsam anbraten, herausnehmen und warm halten.
- Blattspinat waschen, abtropfen und in die Pfanne geben. Zudecken und 2 Min. zusammenfallen lassen.
- Mit Meersalz und frisch geriebener Muskatnuss würzen, anrichten, mit Schafskäse bestreuen und mit Basilikum garnieren.

Nährwerte

415 kcal • 15 g E • 12 g F • 61 g KH • 5 BE

Kartoffelgnocchi mit Blattspinat

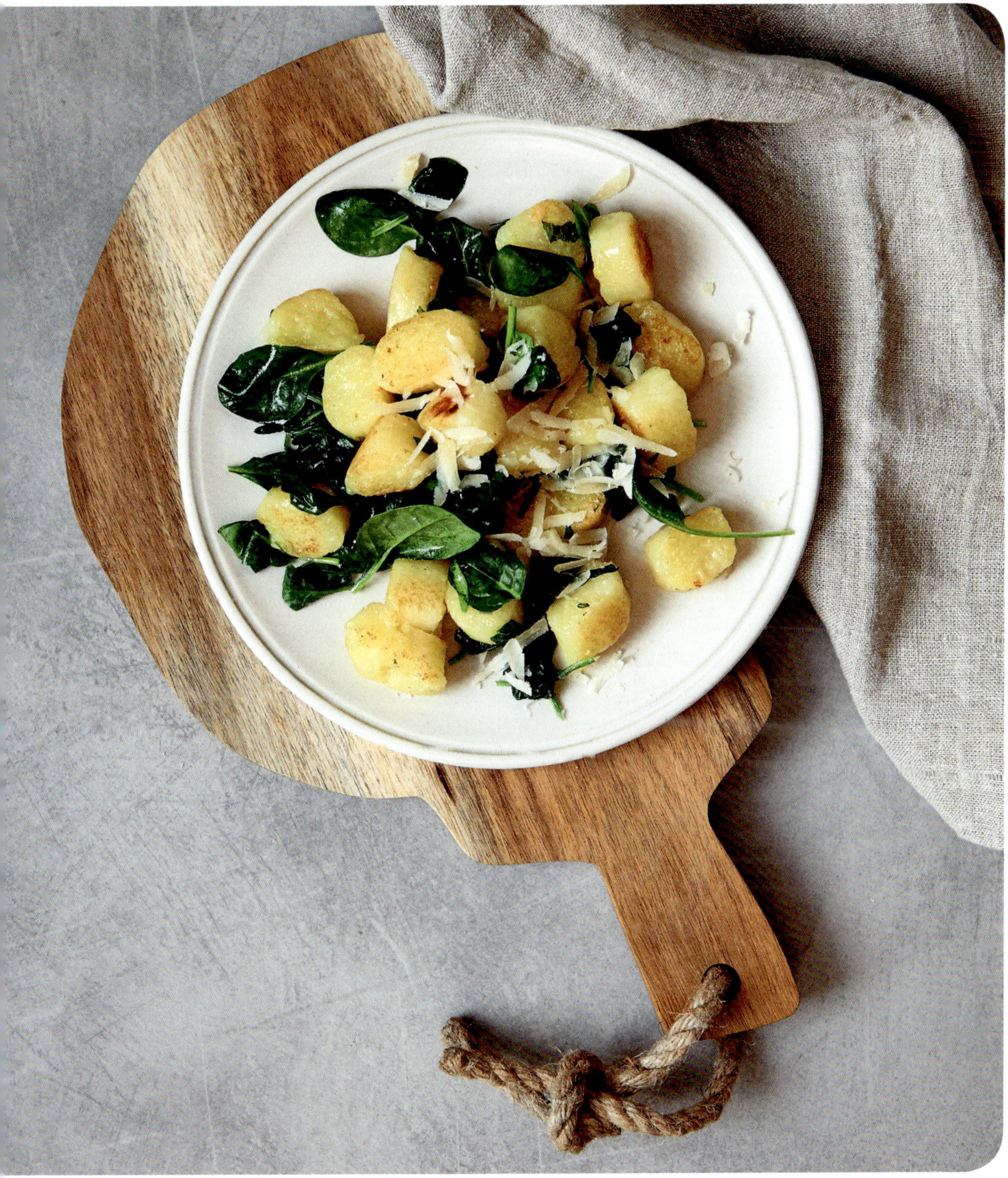

Polenta mit Mangoldgemüse oder Blattspinat

Für 2 Portionen

20 Min.

- 1 Tasse Polenta, ca. 120 g
- 2 Tassen Gemüsebrühe, Milch, Kokos- oder Schafsmilch
- Meersalz
- Muskatnuss, frisch gerieben
- Galgant aus der Mühle
- 300 g Mangold oder Spinat
- etwas Gemüsebrühe
- 1/8 l Basensoße
- 1 TL (10 g) Sauerrahm, Schmand oder Schafsjoghurt

● Polenta anrösten, mit Gemüsebrühe oder Milch aufgießen, aufkochen und zugedeckt auf Stufe 1 evtl. auch ausgeschaltet 15–20 Min. ausquellen lassen.

● Während die Polenta ausquillt, Mangold bzw. Spinat putzen, waschen und die dickeren Stiele in grobe Stücke schneiden. Das Blattgrün etwas größer schneiden.

● Zuerst die Stiele in einer größeren Kasserolle (oder im Kocheinsatz) mit 2–3 EL Gemüsebrühe 3–5 Min. bissfest garen.

● Dann das Mangold- bzw. Spinatgrün zugeben, mit Meersalz, Galgant und wenig Muskatnuss würzen und kurz garen, bis auch das Grün weich ist.

● Mit Basensoße mischen und zur Polenta servieren.

● Mit 1 TL Sauerrahm garnieren.

Nährwerte

265 kcal • 9 g E • 2 g F • 52 g KH • 4 BE

Polenta mit Kürbisgemüse

Für 2 Portionen

20 Min.

- 1 Tasse Polenta, ca. 120 g
- 2 Tassen Gemüsebrühe, Milch, Kokos- oder Schafsmilch
- Meersalz
- frisches Kerbelkraut
- 300 g Muskatkürbis oder Zucchini
- 1 TL (3 g) Olivenöl
- 6 EL Kokosmilch
- 30 g Staudensellerie mit Grün, klein geschnitten
- 1 EL (10 g) Kürbiskerne, geröstet
- 1 EL (5 g) kalt gepresstes Kürbiskernöl
- 2 EL (40 g) Sauerrahm, Schmand oder Schafsjoghurt

- Polenta anrösten, mit Gemüsebrühe oder Milch aufgießen, aufkochen und zugedeckt auf Stufe 1 evtl. auch ausgeschaltet 15–20 Min. ausquellen lassen.

- Inzwischen für das Kürbisgemüse Muskatkürbis schälen, entkernen und Kürbisfleisch in grobe Würfel schneiden.

- Olivenöl in eine Kasserolle oder Wokpfanne geben.

- Zuerst Sellerie mit Grün, dann Kürbis darin anschwitzen und zugedeckt unter ständiger Zugabe von kleinen Mengen Kokosmilch in etwa 5 Min. weich dünsten.

- Zuletzt grob gehackte Kürbiskerne und kurz vor dem Anrichten Kürbiskernöl untermischen.

- Auf zwei Teller verteilen und mit Sauerrahm und Kerbelkraut garnieren.

Nährwerte

317 kcal • 9 g E • 9 g F • 48 g KH • 4 BE

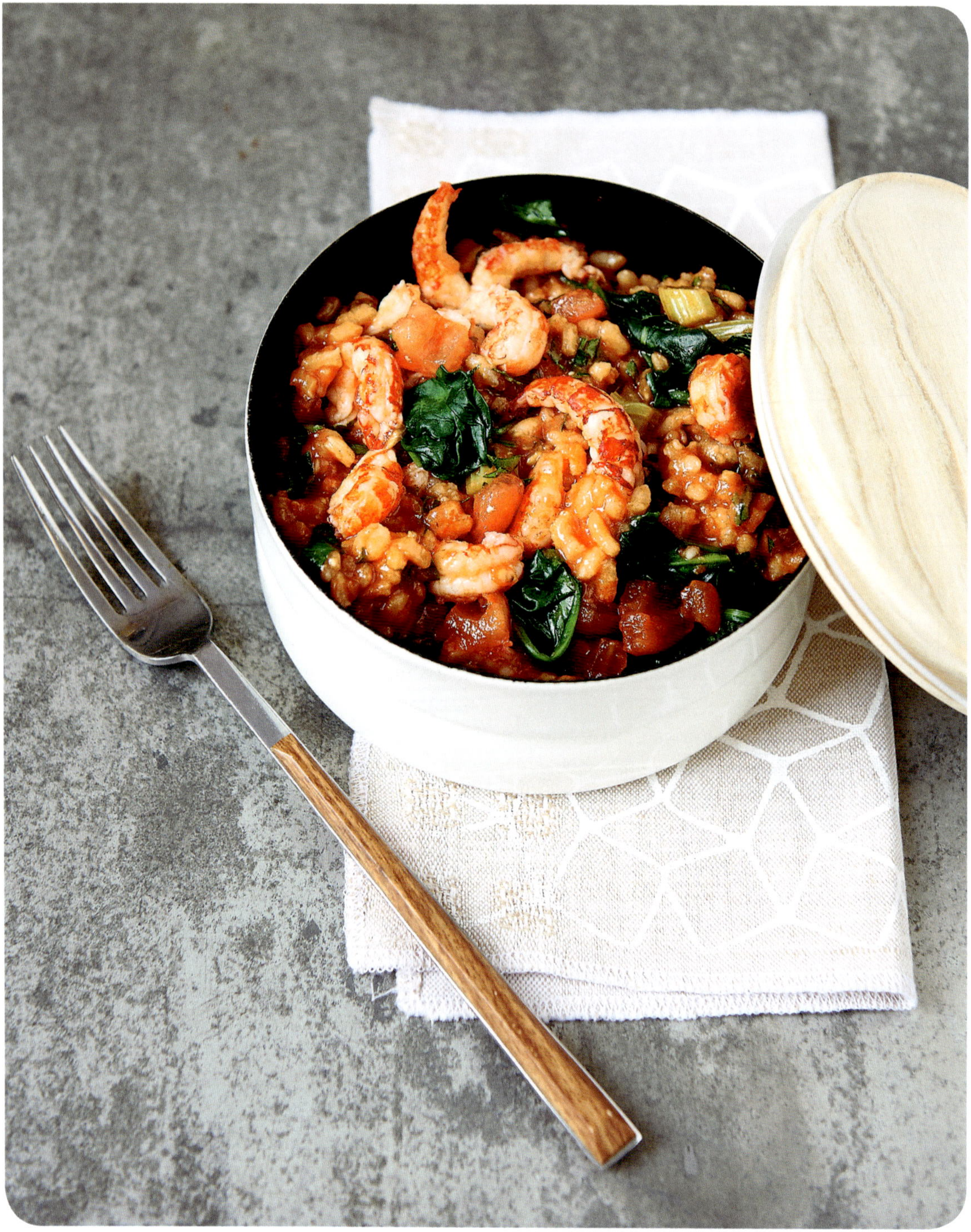

Reis mit Krebsen, Tomaten und Kresse

Für 2 Portionen
25 Min.

- 100 g Risottoreis oder Basmati-Langkornreis
- evtl. 250 g Tomaten, passiert (Natur im Packerl)
- 50 g eingelegte Flusskrebse oder frische Shrimps
- 100 g frische Spinatblätter, evtl. gefrostet
- 20 g Gartenkresse
- 100 g Tomaten
- 20 g geriebener Parmesan oder Schafskäse
- 1 TL gehackte Petersilie

● Den Risotto- oder Langkornreis (Seite 86) nach dem Grundrezept zubereiten. Anstatt der Gemüsebrühe können Sie den Reis oder Risotto auch nur mit passierten oder pürierten Tomatenwürfeln dünsten.

● Tomate überbrühen, enthäuten, entkernen und in Würfel schneiden.

● Am Ende der Reis- oder Risotto-Garzeit die grob geschnittenen Spinatblätter, die Kresse, die Krebse oder Shrimps, den Parmesan, die Tomatenwürfel und die Petersilie unter den Risotto mischen, zudecken und 2 Min. nachziehen lassen. Fertig zum Anrichten.

Nährwerte

296 kcal • 13 g E • 6 g F • 42 g KH • 4 BE

Fischrisotto mit Safran

Für 2 Portionen

25 Min.

- 100 g Risottoreis oder Basmati Langkornreis
- evtl. 250 g Tomaten, passiert (Packerl oder Dose)
- ½ TL Safranfäden
- Meersalz
- 150 g kleine filetierte Fischstücke von Zander, Barsch oder Saibling
- 1 TL frische Basilikumstreifen oder Basilikumpesto
- 150 g Karotten und gelbe Rüben, geschält und klein geschnitten
- evtl. etwas Galgant aus der Mühle oder 2 dünne Scheibchen Ingwer, fein geschnitten

● Den Risotto- oder Langkornreis (Seite 86) nach dem Grundrezept zubereiten. Anstatt der Gemüsebrühe können Sie den Reis oder Risotto auch hier nur mit passierten Tomaten dünsten.

● Geben Sie beim Dünsten des Reises (15–20 Min.) gleich die Gemüsewürfel und die Safranfäden dazu.

● Kurz bevor der Reis fertig ist, den Fisch wenig salzen, mit Basilikumstreifen würzen und zugedeckt ca. 3–5 Min. im Dampf gar ziehen lassen. Auf dem Reis oder Risotto anrichten.

● Wenn Sie eine Wokpfanne verwenden, brauchen Sie den Fisch auch nur kurz auf den fast fertigen Reis oder Risotto zu legen. Den Wok mit dem Deckel schließen und die Fischstücke 3–5 Min. gar ziehen lassen.

Nährwerte

287 kcal • 18 g E • 2 g F • 43 g KH • 4 BE

Brennnessel- oder Löwenzahnrisotto

Für 2 Portionen
25 Min.

- 100 g Risottoreis oder Basmati-Langkornreis
- 30 g junge Brennnesseln oder junger Löwenzahn
- 20 g frischer Bärlauch oder
- 1 TL Kräuterpesto
- evtl. 2 EL Sahne oder Sojacreme
- 20 g Parmesan, Schafs- oder Ziegenkäse, frisch gerieben

- Bereiten Sie zuerst einen Risotto- oder Langkornreis (Seite 86), wie im Grundrezept beschrieben.

- Geben Sie ziemlich zum Schluss entweder die grob geschnittenen Brennnesseln- oder den Löwenzahn zum Risotto und lassen Sie noch 2–3 Min. nachdünsten. Evtl. Sahne zugeben.

- Im Frühling können Sie den Risotto auch mit feinen Streifen von frischem Bärlauch abrunden. Sonst nehmen Sie eben das Kräuterpesto dazu.

- Anrichten und mit Parmesan, Schafs- oder Ziegenkäse bestreuen.

Tipp Im Frühling, von März bis Mai, können Sie evtl. die kleinen, jungen Brennnesseln oder den jungen Löwenzahn auf der Wiese selber sammeln und damit diesen köstlichen Risotto zubereiten. Löwenzahn und Bärlauch werden zu dieser Zeit aber auch auf den Wochenmärkten angeboten.

Nährwerte
258 kcal • 7 g E • 5 g F • 41 g KH • 4 BE

Grundrezept Dinkelnudeln

Für 4 Portionen
40 Min.

150 g Dinkelmehl • 150 g Buchweizenmehl • 2 Eier • 60 ml warmes Wasser • 1 EL Olivenöl • 1 EL fein geschnittene Küchenkräuter • Meersalz

- Die Mehle mischen und mit den Zutaten zu einem festen Teig kneten, zugedeckt im Kühlschrank ½ Stunde rasten lassen. Dünn ausrollen und breite Nudeln schneiden. Diese gut bemehlen und in ausreichend Salzwasser »al dente« kochen.

- Abseihen und sofort entsprechend weiterverarbeiten oder mit Gemüse variieren.

- Sie können natürlich auch hier gekaufte Nudeln verwenden. Denken Sie daran, dass italienische Nudeln aus Hartweizengrieß keine Eier beinhalten.

Tipp Sie können das Nudelgericht zusätzlich mit 20 g geriebenem Parmesan oder Schafs- bzw. Ziegenkäse verfeinern.

Pasta mit Schafskäse und Kirschtomaten

Für 2 Portionen
10 Min.

150 g Tagliatelle oder andere Nudeln • 50 g grob geriebener Schafskäse oder Ziegenkäse • 150 g Kirschtomaten, enthäutet • 1 TL (3 g) Olivenöl oder Butter • 1 TL Basilikumblätter, fein geschnitten • Meersalz

- Die frisch gekochten und abgeseihten Nudeln noch heiß mit Butterflocken oder Olivenöl mischen und mit grob geriebenem Schafs- oder Ziegenkäse bestreuen.

- Halbierte oder geviertelte Kirschtomaten in einer kleinen beschichteten Pfanne mit Basilikumblättern warm machen, salzen und auf die Nudeln geben.

Nährwerte
365 kcal • 17 g E • 10 g F • 53 g KH • 5 BE

» Pasta mit Schafskäse und Kirschtomaten

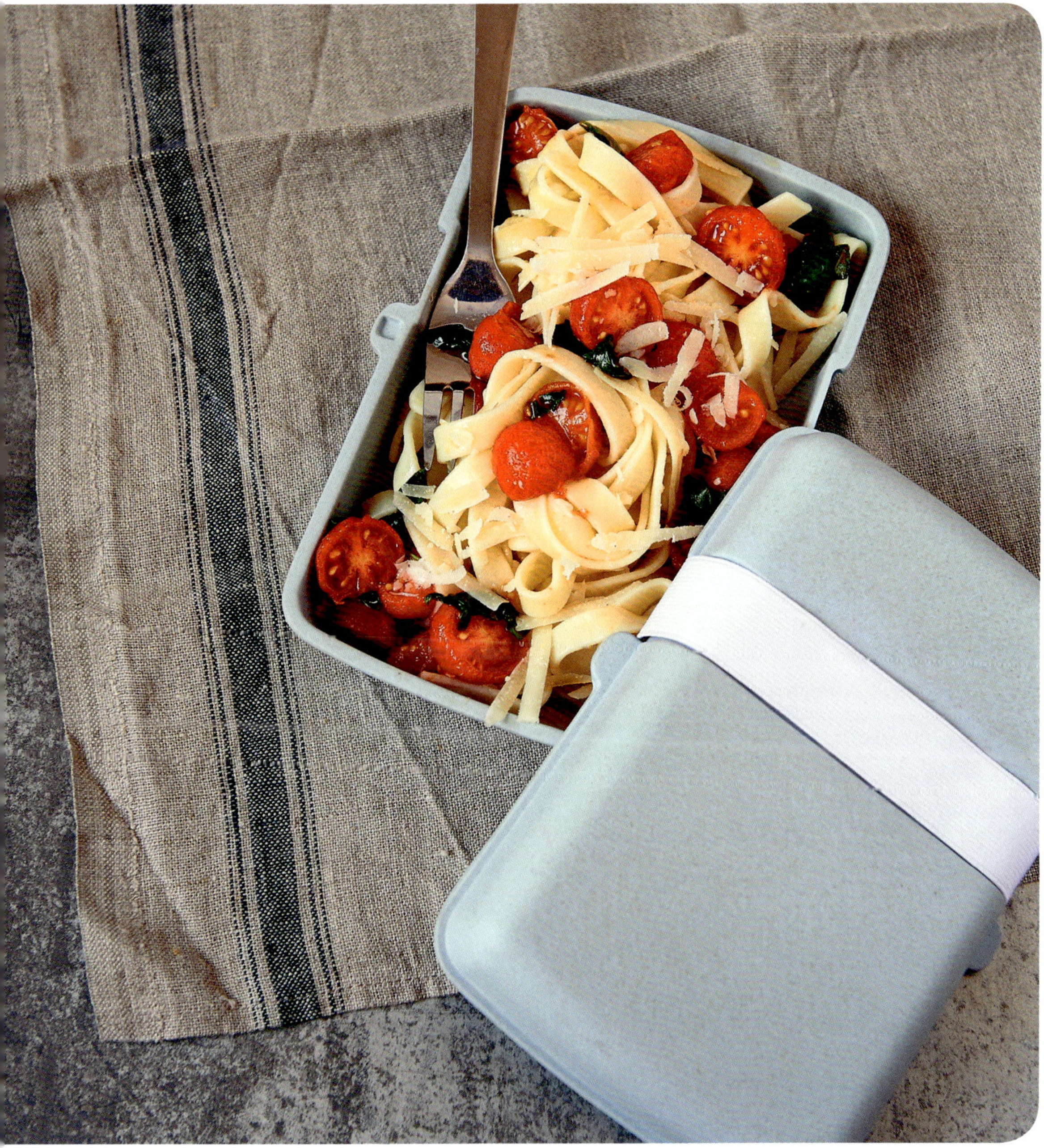

Nudeln mit Radicchio

Für 2 Portionen

10 Min.

150 g Spaghetti, andere Nudeln oder selbst gemachte Dinkelnudeln • 200 g roter Gemüseradicchio • 1 TL (3 g) warm gepresstes Olivenöl • 1 EL geschnittener Kerbel • Meersalz • Galgant aus der Mühle

- Die frisch gekochten und abgeseihten Nudeln noch heiß mit dem Radicchiogemüse belegen.

- Dazu den Radicchio klein schneiden und mit Olivenöl in einer großen beschichteten Pfanne 1–2 Min. anbraten, kurz zusammenfallen lassen und den Kerbel zugeben.

- Mit Salz und Galgant abschmecken und auf die Nudeln geben.

- Evtl. noch etwas grob geraffelten Parmesan oder Schafskäse zum Garnieren.

Nährwerte

312 kcal • 13 g E • 5 g F • 53 g KH • 5 BE

Penne mit filetiertem Fisch

Für 2 Portionen

10 Min.

150 g Penne oder andere Nudeln • 150 g filetierter frischer Fisch wie Hecht, Forelle, Saibling, Zander • 1 TL (3 g) Olivenöl • Meersalz • Galgant aus der Mühle • 60 ml Dill-Basensoße

- Die frisch gekochten und abgeseihten Nudeln noch heiß mit den Fischstücken in Dillsoße belegen und mit Dill garnieren.

- Dazu den filetierten, grätenfreien Fisch in nicht zu kleine Stücke schneiden, mit Salz und Galgant würzen und in einer großen beschichteten Pfanne oder im Wok mit Olivenöl beidseitig anbraten und mit Dill-Basensoße mischen.

Nährwerte

369 kcal • 26 g E • 5 g F • 54 g KH • 5 BE

Hirsefrikadellen

Für 2 Portionen
40 Min.

- 120 g Goldkernhirse
- 250–350 ml Gemüsebrühe
- 50 g Magerquark, Frischkäse oder Hüttenkäse
- 100 g Wurzelgemüse, fein gewürfelt und gedämpft
- 1 TL frische Oreganoblätter
- Meersalz
- Galgant aus der Mühle
- 1 TL warm gepresstes Olivenöl

● Hirse (Seite 92) mit der Gemüsebrühe 10 Min. kochen lassen, die Kochplatte ausschalten (evtl. zwischendurch auf Stufe 1) und weitere 20 Min. zugedeckt auf der heißen Kochplatte ausquellen lassen. Nicht umrühren. Mit einer Gabel auflockern und auskühlen lassen.

● Magerquark oder Hüttenkäse und das Wurzelgemüse untermischen.

● Mit Meersalz, frisch geschnittenen Oreganoblättern und etwas Galgant aus der Mühle abschmecken.

● Aus dieser Masse vier kleine Frikadellen formen und diese in einer großen beschichteten Pfanne – ausgepinselt mit Olivenöl – beidseitig knusprig braten.

● Mit gedämpfter Gemüsebeilage (siehe Vorschläge obenstehend) servieren.

● Evtl. mit 2 EL Schmand, Sauerrahm oder Schafsjoghurt garnieren.

Tipp Die Hirsefrikadellen können Sie zusätzlich auch mit je einer Scheibe angedünsteter Tomate und Schafs- oder Büffelmilch-Mozzarella (dazwischen ein Salbeiblatt) belegen und bei Oberhitze ca. 2 Min. gratinieren. Diese Frikadellen schmecken übrigens auch kalt sehr lecker! Dazu etwas Schafsjoghurt, Schmand oder Sauerrahm geben.

Nährwerte
250 kcal • 9 g E • 5 g F • 42 g KH • 4 BE

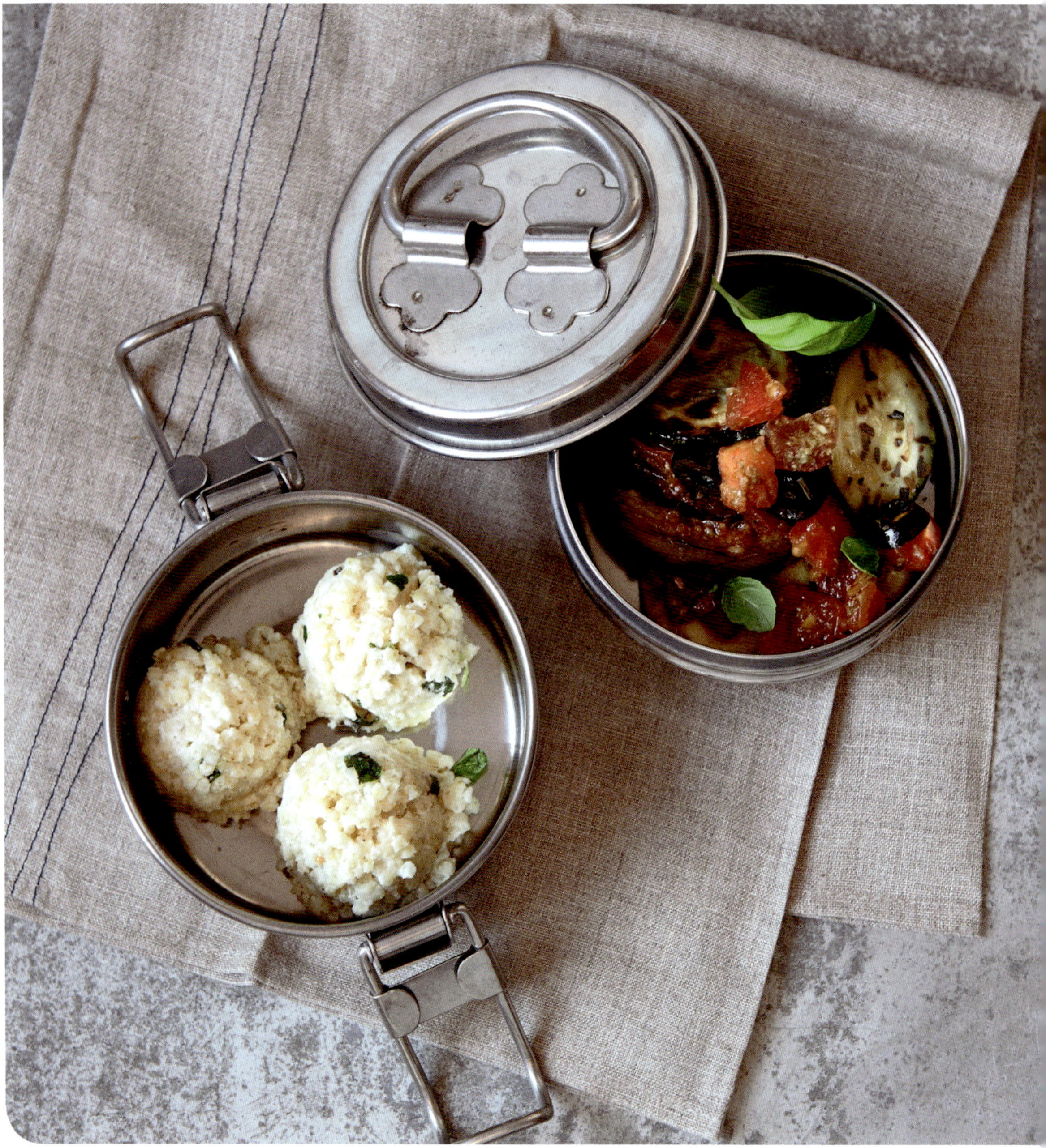

Hirse-Käse-Krapfen

Für 2 Portionen
35 Min.

- 120 g Goldkernhirse
- 250–350 ml Gemüsebrühe
- 1 EL (30 g) Sauerrahm, Schmand oder Schafsjoghurt
- 20 g Schafskäse
- 1 TL frische
- Majoranblättchen oder Pesto
- Meersalz
- evtl. etwas Galgant aus der Mühle oder 2 dünne Scheibchen Ingwer fein geschnitten

● Hirse (Seite 92) mit der Gemüsebrühe 10 Min. kochen lassen, die Kochplatte ausschalten (evtl. zwischendurch auf Stufe 1) und weitere 20 Min. zugedeckt auf der heißen Kochplatte ausquellen lassen. Nicht umrühren. Mit einer Gabel auflockern.

● In die noch heiße, aber trockene Hirse Sauerrahm und grob geriebenen Schafskäse mischen.

● Mit Majoran, Meersalz und etwas Galgant aus der Mühle oder Ingwer würzen.

● Nun mit einem kurz in Wasser getauchten Eisportionierer kleine Krapfen anrichten und mit einer Gemüsebeilage Ihrer Wahl servieren.

Tipp Sie können für die Hirsekrapfen auch bereits am Vortag vorgekochte oder vorgedämpfte Hirse nehmen, die dann über Dampf wieder heiß gemacht wird.

Nährwerte

252 kcal • 7 g E • 8 g F • 42 g KH • 4 BE

Hirse mit Oliven

Für 2 Portionen
35 Min.

120 g Goldkernhirse • 250–350 ml Gemüsebrühe • 1 EL (30 g) Sauerrahm, Schmand oder Schafsjoghurt • 2 EL (20 g) Basensoße • 50 g Olivenfleisch (grün und schwarz), klein geschnitten • 1 TL Kerbelkraut, frisch geschnitten, oder Pesto • Meersalz

- Hirse mit der Gemüsebrühe 10 Min. kochen lassen, die Kochplatte ausschalten (evtl. zwischendurch auf Stufe 1) und weitere 20 Min. zugedeckt auf der Kochplatte ausquellen lassen. Nicht umrühren. Mit einer Gabel auflockern.

- Mischen Sie in die noch heiße, aber trocken ausgedämpfte Hirse Sauerrahm, Basensoße und das Olivenfleisch.

- Würzen Sie mit etwas Meersalz und Kerbel bzw. mit dem Pesto. Dazu wählen Sie eine gedämpfte Gemüsebeilage, evtl. mit etwas Basensoße vermischt.

Nährwerte
274 kcal • 7 g E • 8 g F • 42 g KH • 4 BE

Hirse-Apfel-Auflauf

Für 2 Portionen
85 Min.

100 g Hirse • ¼ l Wasser • 250 g Apfel • 50 g Rosinen • 120 g Magerquark • 1 Ei (getrennt) • 1 EL Honig • ½ TL Zimt • etwas Zitronenschale natur, gerieben • ⅛ l Sahne • 1 EL Mandelblättchen • 1 TL Butter

- Hirse mit Wasser 20 Min. leicht köcheln. Dann Kochplatte ausschalten und weitere 15 Min. zugedeckt ausquellen lassen. Backrohr auf 200 °C vorheizen.

- Äpfel schälen, entkernen und grob raffeln. Mit Rosinen, Quark, Eigelb, Honig, Zimt und abgeriebener Zitronenschale unter die Hirse mengen. Eiweiß und Sahne steif schlagen und unter die Hirsemasse heben.

- In eine ausgebutterte Auflaufform geben, mit Mandelblättchen bestreuen und Butterflocken draufgeben. 30–40 Min. backen.

Nährwerte
470 kcal • 19 g E • 14 g F • 66 g KH • 5,5 BE

Hirse mit Spargel

Für 2 Portionen
35 Min.

- 120 g Goldkernhirse
- 250–350 ml Gemüsebrühe
- 150 g frischer Spargel, geschält
- 30 g Staudensellerie mit Grün
- 1 TL (3 g) Olivenöl
- 60 ml Weißwein
- 60 ml Basensoße (Seite 74)
- 1 TL gehackte Petersilie
- Meersalz
- Galgant aus der Mühle

- Spargel in kleine Stücke schneiden und die Spitzen zur Seite legen. Sellerie fein schneiden.

- Sellerie in der Wokpfanne oder Kasserolle mit Olivenöl anschwitzen.

- Die Spargelstücke und die rohe Hirse dazugeben, mit Gemüsebrühe aufgießen und etwa 10 Min. kochen lassen. Kochplatte ausschalten (evtl. zwischendurch auf Stufe 1) und auf der Platte zugedeckt etwa weitere 20 Min. ausquellen lassen. Dabei nicht umrühren.

- 5 Min. vor dem Fertigwerden Spargelspitzen und Weißwein untermischen, dabei die Hirsekörner mit einer Gabel gut auflockern.

- Mit Meersalz und Galgant aus der Mühle würzen.

- Mit Basensoße und gehackter Petersilie (oder anderen Küchenkräutern) noch einmal gut abschmecken.

Tipp In der Spargelzeit – von März bis Juni – können Sie weißen und grünen Spargel mischen. Das ergibt ein schönes Farbenspiel. Eventuell mit grob geraffeltem Parmesan oder Schafskäse bestreut servieren.

Nährwerte
261 kcal • 8 g E • 4 g F • 44 g KH • 4 BE

Hirse mit Tomaten und Auberginen

Für 2 Portionen
35 Min.

- 120 g Goldkernhirse
- 250–350 ml Gemüsebrühe
- 200 g Auberginen
- 1 TL (3 g) Olivenöl
- 1 TL frische Oreganoblätter, evtl. grob geschnitten
- 200 g Tomatenwürfel, geschält und entkernt
- Meersalz
- 20 g Schafs- oder Ziegenkäse, grob gerieben
- 2 TL (20 g) Sauerrahm

- Hirse (Seite 92) mit der Gemüsebrühe 10 Min. kochen lassen, die Kochplatte ausschalten (evtl. zwischendurch auf Stufe 1) und weitere 20 Min. zugedeckt auf der heißen Kochplatte ausquellen lassen. Nicht umrühren. Mit einer Gabel auflockern.

- Bereits vorgekochte Hirse können Sie im Kocheinsatz über Dampf heiß machen.

- Die Auberginen in Würfel schneiden und in einer großen beschichteten Pfanne mit Olivenöl anbraten. Mit Meersalz und Oregano würzen und die Tomatenwürfel dazugeben.

- 2–3 Min. einkochen lassen, nachwürzen und mit Schafs- oder Ziegenkäse mischen.

- Das Auberginenragout zur Hirse servieren und mit 1 TL Sauerrahm und Oreganoblättern garnieren.

Nährwerte

267 kcal • 9 g E • 6 g F • 42 g KH • 4 BE

Hirseauflauf überbacken

Für 2 Portionen
35 Min.

- 120 g Goldkernhirse
- 250–350 ml Gemüsebrühe
- 200 g gemischtes Wurzelgemüse
- 40 g Sauerrahm (10 % Fett), Schmand, Frischkäse oder Quark
- 30 g Mozzarella, Schafs- oder Ziegenkäse gewürfelt
- 30 g Hartkäse, grob gerieben
- 1 TL frische Küchenkräuter
- Meersalz
- Galgant aus der Mühle

Sie können bereits vorgekochte oder eben frisch gedämpfte, etwas abgekühlte Hirse für dieses Rezept verwenden. Mischen Sie unter die trockene Hirse das klein geschnittene und separat gedämpfte Wurzelgemüse mit so viel Sauerrahm (evtl. Schmand oder Quark), dass eine eher feste kompakte Masse entsteht. Die Hirse-Auflaufmasse darf keinesfalls zu dünnbreiig sein, denn das Gemüse gibt im Ofen noch zusätzlich Wasser ab. Sonst schwimmt der Auflauf.

Den geriebenen Hartkäse, Mozzarella, Schafs- oder Ziegenkäse und Küchenkräuter dazugeben und alles mit Meersalz und Galgant abschmecken.

Die Masse in eine Form geben und im vorgeheizten Ofen bei etwa 200 °C ungefähr 15 Min. goldbraun überbacken.

Anrichten, garnieren und evtl. zusätzlich mit 2–3 EL heißer Basensoße servieren.

Nährwerte
283 kcal • 10 g E • 7 g F • 44 g KH • 4 BE

Hirsotto mit Gemüseratatouille

Für 2 Portionen
35 Min.

- 120 g Goldkernhirse
- 250–350 ml Gemüsebrühe
- 200 g Wurzelgemüse (Karotten, gelbe Rüben, Pastinaken)
- 30 g Staudensellerie mit Grün
- 1 TL (3 g) Olivenöl
- 80 g Tomatenwürfel, geschält und entkernt
- 20 g Parmesan oder Schafskäse
- Meersalz
- Muskatnuss, frisch gerieben
- Galgant aus der Mühle

- Geputztes und blättrig geschnittenes Wurzelgemüse und Sellerie in einer Kasserolle oder in der beschichteten Wokpfanne mit Olivenöl 1–2 Min. anschwitzen.

- Die rohe Hirse dazugeben und mit der Gemüsebrühe auffüllen. Circa 10 Min. leise kochen lassen, Kochplatte ausschalten (evtl. zwischendurch auf Stufe 1) und auf der Platte zugedeckt etwa 20 Min. nachquellen lassen. Dabei nicht umrühren.

- Die Tomatenwürfel und den geriebenen Käse am besten mit einer Gabel locker untermischen.

- Mit Meersalz, Muskatnuss und etwas Galgant gut abschmecken.

Tipp Ein Hirsotto mit frisch gedämpfter Hirse ist eine gute Alternative zum Risotto – die Zubereitung dauert nur etwas länger. Sowohl Hirse als auch Reis sind glutenfrei. Bei Verwendung von evtl. bereits am Vortag gekochter Hirse wird das Gemüse separat gedünstet und dann mit der erwärmten Hirse gemischt.

Nährwerte
289 kcal • 9 g E • 8 g F • 45 g KH • 4 BE

Fleisch mit Mangoldgemüse und Pilzen im Wok

Für 2 Portionen

15 Min.

- 100 g zartes Kalbfleisch, Hühnerfilet oder Putenbrust
- 3 g Rapsöl oder anderes Pflanzenöl
- 1 TL frischer Ingwer
- 50 g frisches Mangoldgemüse
- 50 g Staudensellerie mit Grün
- 50 g frische Steinpilze oder Champignons
- 150 g frisches Wurzelgemüse
- 1/8 l Gemüsebrühe
- evtl. 1/8 l Basensoße
- Meersalz
- 1/2 TL frische Thymianblätter

- Frischen Ingwer schälen und sehr fein schneiden.
- Mangold putzen und grob schneiden, Wurzelgemüse schälen und in feine Scheiben schneiden, Sellerie und Pilze klein schneiden.
- Das Fleisch in feine Scheiben schneiden.
- Dieses in einer Wokpfanne oder beschichteten Pfanne anbraten, herausnehmen und warm halten. Nun das Wurzelgemüse mit dem Ingwer anbraten und 3–4 Min. mit etwas Gemüsebrühe dünsten.
- Staudensellerie, Mangold und Pilze zugeben, salzen und 3–5 Min. knackig weich garen.
- Zuletzt das Fleisch, die dicke Basensoße und Thymianblätter untermischen; mit Salz und Galgant abschmecken.

Tipp Beim Gemüse können Sie variieren und notfalls auch Tiefkühlgemüse verwenden.

Nährwerte

105 kcal • 14 g E • 2 g F • 7 g KH • 1 BE

Milde Ableitungsdiät – MAD Stufe III

Die dritte Stufe ist für den Dauererfolg der Kur von tragender Bedeutung. Sie stellt den Übergang zur Normalkost dar. Der Organismus wird langsam an eine normale Verdauungsleistung herangeführt.

Nachdem Sie die MAD II eine bis zwei Wochen durchgeführt und bereits beträchtliche Fortschritte gemacht haben, erfolgt nun der Übergang zur MAD III. Auch in der dritten Stufe der Milden Ableitungsdiät wird die leicht bekömmliche Ernährungszusammenstellung nach dem Säure-Basen-Prinzip beibehalten. Während der MAD III können Sie das Bittersalz aber Schritt für Schritt reduzieren.

Da die dritte Stufe der MAD bereits den behutsamen Übergang zu einer gesunden Dauerkost darstellt, geben wir Ihnen in vielen der nun folgenden Rezepte weitere Tipps, welche zusätzliche Zutaten Sie nach der MAD III für Ihre »gesunde Normalkost« verwenden können. Vertiefende Informationen zur Ernährung nach der Kur finden Sie in dem Buch *F.X. Mayr für zu Hause* oder *Die gesunde Ernährung nach der Kur* von Peter Mayr.

Das Frühstück der MAD III ist ebenso aufgebaut wie das der MAD II. Wenn Sie morgens einen Getreidebrei bevorzugen, haben Sie in dieser Stufe noch einige Möglichkeiten mehr, diesen geschmacklich zu variieren.

Zur Entlastung können Sie im Alltag auch ohne Kur die Rezepte der MAD jederzeit wohltuend verwenden.

Aufstriche – Stufe III

In der dritten Stufe der MAD können Sie im Sinne der Monotonie alle bisherigen Aufstriche der Stufen MAD I und MAD II weiterhin verwenden. Wenn Sie mit der MAD III fertig sind, können Sie beim Übergang zur Normalkost tagsüber – nicht am Abend – zusätzlich ca. 20–30 g klein gehackte Schalotten, fein geschnittene Jungzwiebeln, Schnittlauch oder Bärlauch unter die Aufstriche mischen. Probieren Sie eines nach dem anderen und achten Sie dabei auf die Verträglichkeit. Sonst gehen Sie wieder einen Schritt zurück und probieren es ein paar Tage später erneut.

Der Liptauer Quarkaufstrich (Seite 68) schmeckt besonders lecker mit zusätzlich je 30 g sehr klein geschnittenen Schalotten und Gewürzgurken. Auch diese Variation mit zwar nur wenig Rohkostanteil ist nach der MAD III nicht für jedermann für ein Abendessen zu empfehlen, wohl aber tagsüber. Probieren Sie es einfach aus.

Getreidebreie – Stufe III

In der dritten Stufe der Milden Ableitungsdiät haben Sie nun noch einige Möglichkeiten mehr als bisher, die Getreidebreie zu variieren. Für den Verzehr am Morgen kann der Getreidebrei ab jetzt erstmalig mit etwas Obst angereichert probiert werden. Auch hier anfangs nur eine Obstsorte verwenden und die Menge klein halten, um ihre individuelle Verträglichkeit zu spüren.

Rezepte:
Maisbrei mit Birnendicksaft (Seite 146)
Dinkelbrei mit Banane (Seite 146)

Basensuppen – Stufe III

Sämtliche Basensuppen, die Sie bereits aus den Vorstufen kennen, können Sie nun in der MAD III weiter so zubereiten wie in den Grundrezepten oder zusätzlich Zwiebel oder Lauch mit dem Gemüse anschwitzen. Ebenso können die Basensuppen z. B. auch mit kalt gepressten Pflanzenölen angereichert und mit mehr Gemüse variiert werden. Bereiten Sie zum Beispiel eine Kartoffel-Basensuppe (Seite 71) zu und machen Sie mehr daraus. Mit wenigen Zutaten schmeckt die Kartoffelsuppe wieder etwas anders. Zusätzlich können Sie nun in die fertig pürierte Kartoffel-Basensuppe mischen:

- 2 EL Bärlauch, sehr fein geschnitten oder
- 250 g geviertelte Champignons, in 10 g Butter angeschwitzt, dazu 1 EL Küchenkräuter oder Schnittlauch, frisch geschnitten

Zudem können Sie erstmals etwas Brokkoli und Blumenkohl in der Kartoffel-Basensuppe probieren. Dadurch ergeben sich wieder zusätzliche Variationsmöglichkeiten mit etwas anderen Geschmacksrichtungen, aber mit der gleichen Art der Zubereitung. Es wäre auch möglich, in die pürierte Basensuppe extra weich gedämpfte Gemüsestücke als zusätzliche Einlage zu geben. Die küchenfertig geputzte und geschälte Gemüse-Kartoffelmischung beträgt ca. 250 g auf 1 Liter Gemüsebrühe und ergibt eine ideale Konsistenz nach dem Pürieren.

Mischungsvorschläge:

- Circa 150 g Stangensellerie mit Grün und 100 g Kartoffeln, klein geschnitten
- Circa 150 g Kartoffeln und 100 g Brokkoliröschen, kochfertig geputzt
- Circa 150 g Kartoffeln und 100 g Blumenkohl, püriert mit 1 EL frischen Majoranblättern

Kartoffelgerichte – Stufe III

Nun können Sie zu Kartoffelgerichten, Gnocchi, Polentagerichten, Reis/Risotto, Nudeln sowie zu Fisch und Fleischgerichten der MAD III auch noch zusätzliche Gemüsebeilagen aussuchen.

Dabei das Gemüse keinesfalls in Salzwasser kochen und auslaugen, sondern werterhaltend dämpfen oder dünsten. Danach evtl. mit gehackten Pinienkernen, 2–3 EL erwärmter Kräuter-Basensoße und 1 EL kalt gepressten Leinöl, Olivenöl oder anderen hochwertigen Pflanzenölen mischen und gut abschmecken. Wählen Sie jene Gemüsevariante, die Sie geschmacklich am liebsten mögen und auch am besten vertragen.

Verfeinerungen erlaubt

Nach der MAD III können alle verwendeten Gemüse oder Kartoffeln für die Zubereitung der Basensuppen zusätzlich mit ca. 50 g klein geschnittenen Frühlingszwiebeln, Zwiebeln, Schalotten, Lauch oder wenn Sie möchten auch etwas Knoblauch angeschwitzt werden. Die Basensuppen erreichen dadurch einen noch besseren Geschmack, verlangen vom Magen-Darm-Trakt aber auch eine gute Verdauungsleistung.

Die Sauerrahmsoßen zu den Kartoffelgerichten können Sie nun zusätzlich anreichern. Mischen Sie zu den 2 EL Sauerrahm, Schmand, Schafs- oder Ziegenquark, Naturquark, Frischkäse oder griechischen Joghurt zusätzlich

- 1–2 EL Olivenfleisch, klein geschnitten oder
- 1–2 EL weiche und fein zerdrückte Avocado.

Rezepte:

Folien- oder Pellkartoffeln mit Hüttenkäse und Bärlauch (Seite 148)

Folien- oder Pellkartoffeln mit Sauerrahm und Räucherlachs (Seite 148)

Pellkartoffeln mit Kaviar und Bachkresse (Seite 149)

Kartoffelgnocchi mit Bärlauch und Radicchio (Seite 149)

Polentagerichte – Stufe III

Polentagerichte sind auch in der dritten Stufe der Milden Ableitungsdiät eine leicht bekömmliche und wohlschmeckende Hauptmahlzeit. Neben den bereits bekannten Polentagerichten, auf die Sie immer zurückgreifen können, haben Sie nun bei der Zubereitung der Polenta weitere Variationsmöglichkeiten. Wenn Sie eine Getreidemühle besitzen, dann können Sie die Biomaiskörner auch grob schroten und wie den Maisgrieß zubereiten. Eine raffinierte Abwechslung bieten zum Beispiel Avocado oder Oliven!

Rezept:

Polenta mit Mandelmus und Avocado (Seite 151)

Nudelgerichte – Stufe III

Bei den selbst gemachten Dinkelnudeln können Sie das Grundrezept Nudelteig (Seite 52) nun mit dem selbst gemahlenen Dinkelvollwertmehl oder mit Buchweizenmehl probieren. Dazu wird der Biodinkel oder Buchweizen in der Getreidemühle ganz fein gemahlen. Sollte die Verträglichkeit nicht mitspielen, können Sie das frisch gemahlene Dinkelmehl oder Buchweizenmehl auch aussieben oder zur Hälfte mit Weißmehl mischen. Sollte das nicht reichen, gehen Sie eine Stufe zurück zu MAD II und probieren es in ein bis zwei Wochen wieder. Im Handel gibt es natürlich auch fertige Dinkel-Vollwertnudeln oder Buchweizennudeln zu kaufen.

Die Auswahl an Gemüsegerichten zu den Nudeln wird bei MAD III zusätzlich erweitert. So können Sie neben den bereits bekannten Gemüsebeilagen der MAD I und MAD II weiterhin Ihre Lieblingsgemüsevariante servieren oder die Auswahl erweitern. Dabei sollten Sie weiterhin eines nach dem anderen probieren, um Ihre Verträglichkeit zu spüren.

Fleisch- und Fischgerichte – Stufe III

Neben den weißen Fleischsorten (Huhn, Pute) der MAD I und MAD II können Sie in dieser Stufe nun auch zwischendurch einmal rotes Fleisch wie Wild, Rind- oder Lammfleisch zu sich nehmen. Zusätzlich zu den bereits bekannten mageren Fischgerichten aus MAD I und MAD II können Sie nun auch diese Auswahl erweitern. Achten Sie aber darauf, dass es pro Woche nur zweimal Fisch und zweimal Fleisch geben soll. Die anderen vier Tage sollten mit vegetarischen Hauptgerichten gestaltet werden. Das gilt auch für die Zeit nach der Kur im Sinne einer vernünftigen Ernährung.

Außerdem können Sie alle bereits beschriebenen Fleisch- und Fischgerichte im Rezeptteil ab jetzt zusätzlich mit etwas Jungzwiebel oder Lauch zubereiten. Zu den bisher verwendeten Gemüsesorten können Sie auch kleine Portionen Blumenkohl und Brokkoli ausprobieren.

Gemüsebeilagen zu Fisch und Fleisch für Stufe III

Wir verlassen nun langsam wieder das Prinzip der Trennkost und werden großzügiger. Bisher hatten wir bei Fleisch oder Fischgerichten (Eiweiß) nur Gemüse (KH-arm) als Beilage gehabt. Zusätzlich kann ab jetzt – falls erwünscht – eine kleine Dampfkartoffel als Beilage zum Gemüse dazugegeben werden.

Hier noch weitere Wahlmöglichkeiten:

- Blattspinat mit Wurzelgemüse (Seite 77)
- Fenchelgemüse mit Tomaten (Seite 80)
- Karotten mit gelben Rüben und Rucola (Seite 78)
- Gemüsesalat mit Rosmarin und Basilikum (Seite 78)

Abendessen – Stufe III

Auch wenn in der MAD III bereits ein sanfter Übergang zur nachfolgenden Normalkost stattfinden soll – das Abendessen sollte weiterhin ein bescheidener Imbiss bleiben. Zur Entlastung werden, wie schon bei MAD I und MAD II, eine Tasse Basensuppe oder eine Kursemmel bzw. ein Dinkelfladen mit einer Portion Quarkaufstrich, andere Aufstriche evtl. mit frischen Kräutern und kalt gepresstem Pflanzenöl – vorzugsweise Leinöl – empfohlen. Statt Dinkelfladen oder Semmel bzw. Brötchen können Sie auch eine Pellkartoffel mit den bereits erwähnten Aufstrichen wählen. Dazu trinken Sie eine große Kanne besten Kräutertee, evtl. mit 1 TL Bienenhonig verrührt.

Wie schon in der ersten und zweiten Stufe der MAD erwähnt, können Sie in Ausnahmefällen auch auf andere – im Buch enthaltene – leichte Gerichte der MAD I und MAD II für den Abend zurückgreifen. Dies sollte jedoch weiterhin nur dann der Fall sein, wenn es sich aus beruflichen Gründen nicht anders einrichten lässt. Wichtig: Salate, Kompotte, Fruchtsäfte und Rohkost sollten Sie auch bei der MAD III weiterhin weglassen und auch in der Normalkost am Abend meiden. Der gute Schlaf wird es Ihnen lohnen. Unter folgenden Gerichten können Sie im Bedarfsfall jeweils eines davon für den Abend auswählen:

- Brotfladen/Kursemmel mit Aufstrich, nach Wahl Getreidebreie
- Brotaufstriche mit Pellkartoffeln
- Pellkartoffeln mit Sauerrahmsoße und/oder Gemüse
- Couscous, Reis, Nudeln oder Hirse mit Gemüse
- Gemüsegerichte
- Fischgerichte mit Gemüse
- Fleischgerichte mit Gemüse

Maisbrei mit Birnendicksaft

Für 2 Portionen
8 Min.

60 g Maisgrieß, frisch geschrotetes Mais- oder Gofiomehl (Seite 65) • ca. ½ l Flüssigkeit (halb Milch, halb Wasser oder Sahnemilch, Seite 36) • Meersalz • 1 EL (20 g) Birnen- oder Apfeldicksaft • 30 g klein geriebener Apfel • 2 Zweige Zitronenmelisse oder Minze

- Getreide mit Flüssigkeit unter Rühren etwa 3–5 Min. kochen, dann zugedeckt ca. 2 Min. ausquellen lassen.

- Mit Dicksaft und Apfel vermischen und in zwei kleinen Schüsseln mit Zitronenmelisse servieren.

Nährwerte
148 kcal • 3 g E • 1 g F • 27 g KH • 2 BE

Dinkelbrei mit Banane

Für 2 Portionen
8 Min.

60 g Dinkelgrieß oder Dinkel-, Hafer-, Reis- oder Gofiomehl (Seite 65) • ca. ½ l Flüssigkeit (halb Milch, halb Wasser oder Sahnemilch, Seite 36) • Meersalz • ca. ½ Banane

- Für das Mehl Biodinkelgetreide entweder kurz vor der Zubereitung in der Getreidemühle fein mahlen oder das Mehl im Reformhaus kaufen.

- Mehl oder Grieß mit gewählter Flüssigkeit kalt anrühren und unter Rühren aufkochen. 5 Min. köcheln lassen. Mit etwas Salz abschmecken.

- Die Banane klein schneiden und in den Brei einrühren.

Nährwerte
140 kcal • 4 g E • 2 g F • 26 g KH • 2 BE

» Dinkelbrei mit Banane

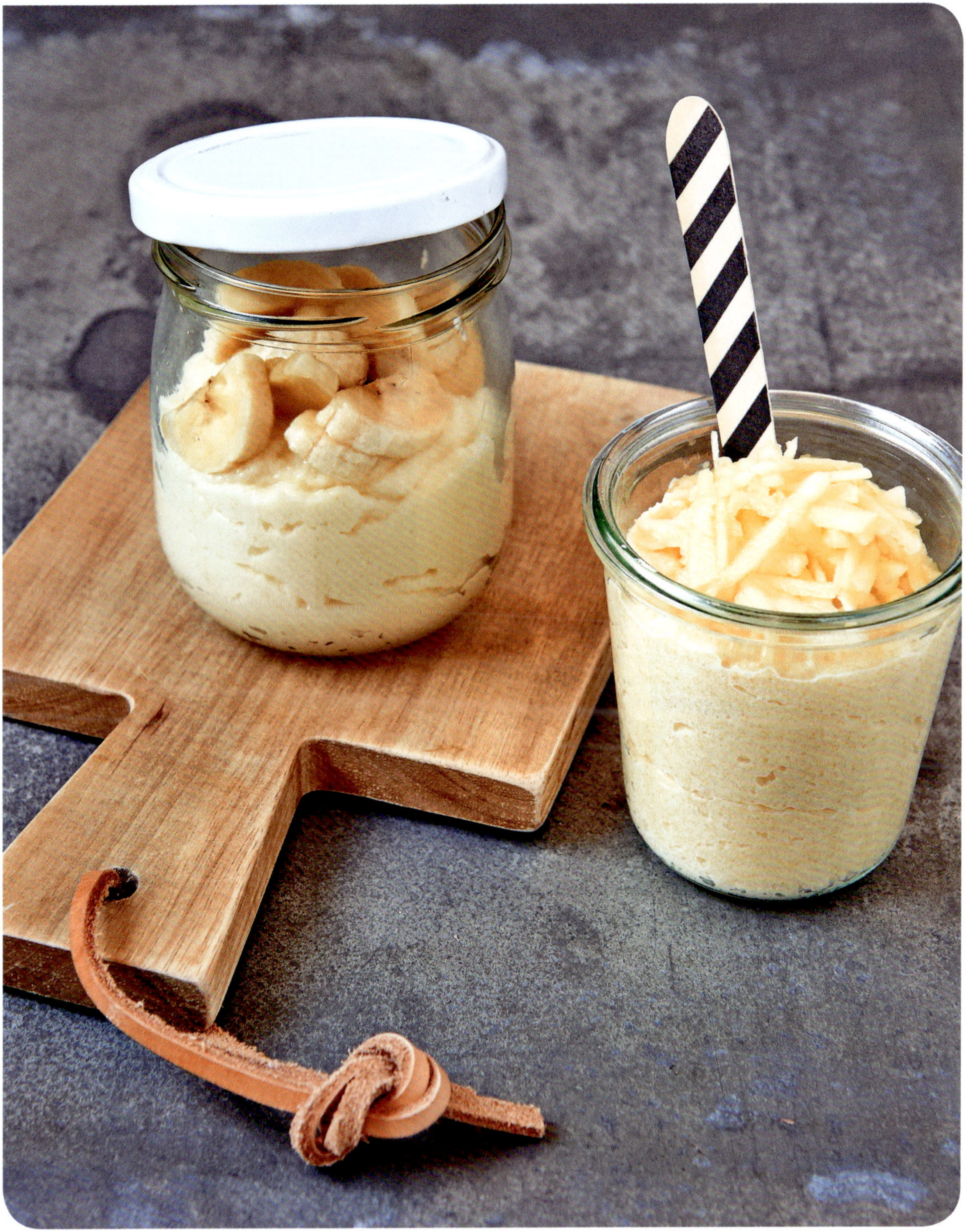

Kartoffeln mit Hüttenkäse und Bärlauch

Für 2 Portionen
60 Min.

4 mittelgroße mehlige Kartoffeln (400 g) • 100 g Hüttenkäse, Frischkäse oder Schafsquark • 1 EL frischer Bärlauch, Basilikum oder Kresse • Meersalz • weißer Pfeffer aus der Mühle

- Folienkartoffeln (Seite 47) 1 Std. bei 200 °C am Rost im Backrohr backen oder Pellkartoffeln mit der Schale im Kocheinsatz ca. 1 Std. weich dämpfen.
- Den Hüttenkäse mit fein geschnittenen Bärlauchstreifen oder anderen Kräutern mischen.
- Mit Meersalz und weißem Pfeffer aus der Mühle abschmecken und in die eingeschnittenen und leicht aufgebrochenen Folienkartoffeln füllen oder zu den heißen Pellkartoffeln geben.

Nährwerte

182 kcal • 11 g E • 1 g F • 31 g KH • 3 BE

Kartoffeln mit Sauerrahm und Räucherlachs

Für 2 Portionen
60 Min.

4 mittelgroße mehlige Kartoffeln (400 g) • 1 EL (30 g) Sauerrahm, Schmand oder Crème fraîche • 30 g Räucherlachs oder -forelle, fein gewürfelt • Meersalz • weißer Pfeffer aus der Mühle

- Folienkartoffeln (Seite 47) 1 Std. bei 200 °C am Rost im Backrohr backen oder Pellkartoffeln mit der Schale im Kocheinsatz ca. 1 Std. weich dämpfen.
- Den Schmand mit dem gewürfelten Fisch vermischen.
- Mit Meersalz und weißem Pfeffer aus der Mühle abschmecken und in die gebackenen Folienkartoffeln füllen oder zu den heißen Pellkartoffeln geben.

Nährwerte

177 kcal • 8 g E • 2 g F • 30 g KH • 3 BE

Pellkartoffeln mit Kaviar und Bachkresse

Für 2 Portionen

60 Min.

4 mittelgroße mittelfeste Kartoffeln (400 g) • 1 EL (30 g) Sauerrahm, Schmand oder Schafsquark • 1 hart gekochtes Ei (50 g) • 1 EL Bach- oder Brunnenkresse, fein geschnitten, oder 1 TL Kräuterpesto • 2 TL (30 g) feiner Kaviar • Meersalz • weißer Pfeffer aus der Mühle

- Pellkartoffeln (Seite 47) mit der Schale im Kocheinsatz ca. 1 Std. weich dämpfen.
- Den Sauerrahm mit dem klein gehackten Ei und der Kresse mischen und mit Meersalz und Pfeffer abschmecken.
- Den Sauerrahm in die leicht aufgebrochenen Pellkartoffeln füllen oder als Beilage dazugeben.
- Den Kaviar mit einem kleinen Löffel obenauf geben und mit etwas Bachkresse oder anderen Küchenkräutern garnieren.

Nährwerte

237 kcal • 12 g E • 7 g F • 31 g KH • 3 BE

Gnocchi mit Bärlauch und Radicchio

Für 2 Portionen

60 Min.

2 Portionen Gnocchi (Seite 83) • 10 g Butter • 1 TL Olivenöl • 20 g Bärlauch oder 1 TL Kräuterpesto • 50 g Gemüseradicchio (nicht Radicchiosalat, denn dieser ist bitter) • Meersalz • weißer Pfeffer aus der Mühle • 30 g Parmesan, in feine Scheibchen geschnitten

- Die nach dem Grundrezept (Seite 83) zubereiteten Gnocchi in einer flachen beschichteten Pfanne mit Butter und Olivenöl langsam anbraten.
- Fein geschnittenen Bärlauch und Gemüseradicchio dazumischen und 2 Min. mitbraten. Mit Meersalz und weißem Pfeffer aus der Mühle würzen.
- Auf vorgewärmten Tellern anrichten, mit Parmesan bestreuen und mit Bärlauchstreifen garnieren.

Nährwerte

442 kcal • 16 g E • 13 g F • 63 g KH • 6 BE

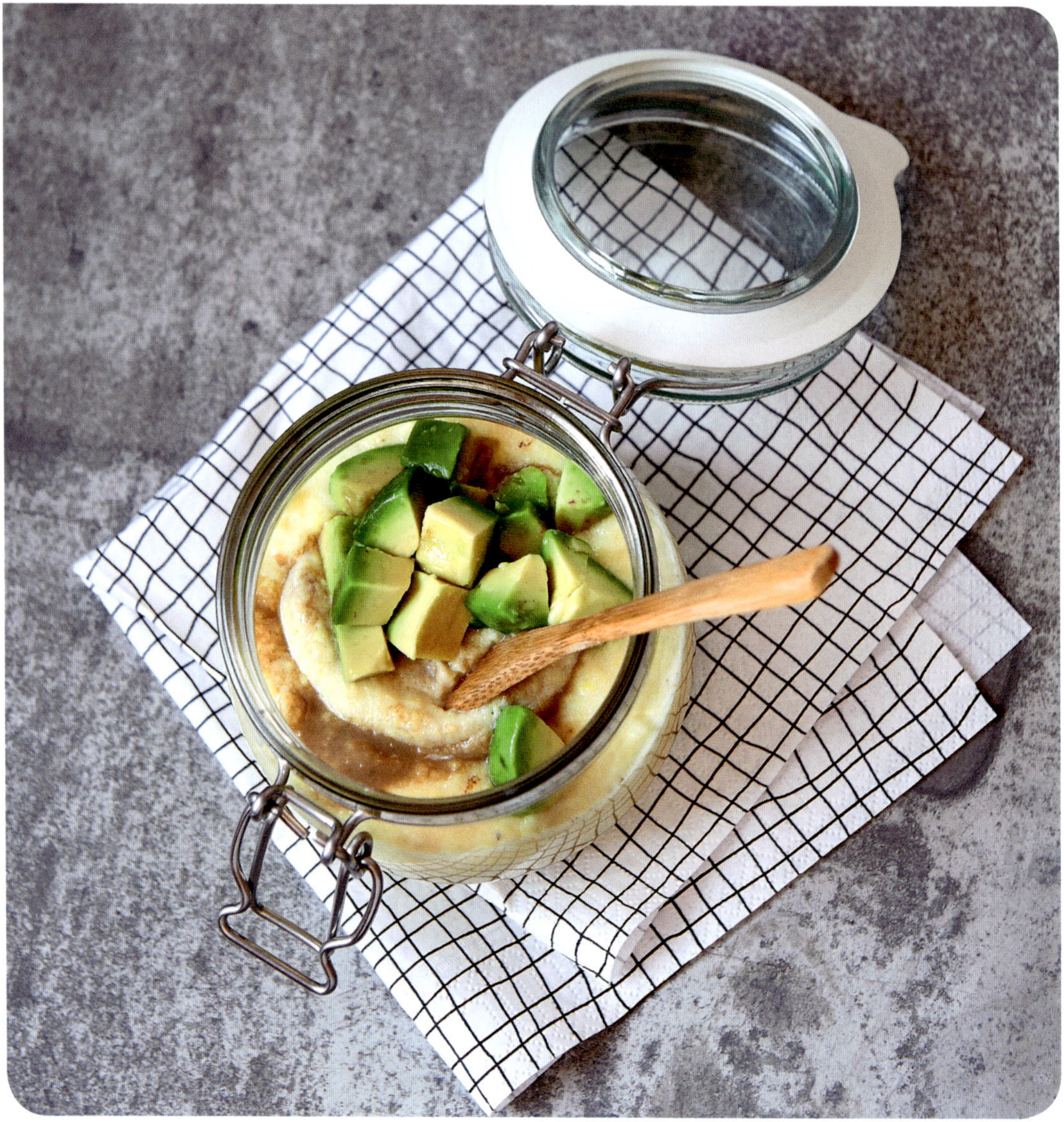

Maistortillas

Für 4 Personen
30 Min.

100 g Dinkelmehl • 80 g Maismehl • Meersalz • 1 Ei • 700 ml Wasser

- Mehle mit Salz, Ei und so viel Wasser vermischen, dass ein fester, knetfähiger Teig entsteht. 20 Minuten ruhen lassen.

- Danach walnussgroße Bällchen aus dem Teig formen und zu 2 mm dicken Fladen auswalken. Das geht am besten zwischen zwei Lagen Butterpapier.

- Die Maistortillas nacheinander in einer beschichteten Pfanne ohne Fett beidseitig knusprig rösten bzw. braten und mit Gemüse ihrer Wahl belegen oder füllen und einschlagen.

Tipp Zum Belegen oder Füllen eignen sich sämtliche Gemüsegerichte im Rezeptteil.

Nährwerte

170 kcal • 5 g E • 3 g F • 32 g KH • 2,5 BE

« Polenta mit Mandelmus und Avocado

Polenta mit Mandelmus und Avocado

Für 2 Portionen
30 Min.

1 Tasse Polenta • 2 Tassen Mandelmilch oder Kuhmilch • Meersalz • Muskatnuss, frisch gerieben • etwas Zitronensaft • 100 g = ½ gut reife Avocado, gewürfelt • 20 g Mandelmus (Reformhaus)

- Die Polenta (Seite 84) mit Milch aufkochen und zugedeckt auf der ausgeschalteten Kochplatte 20 Min. – ohne umrühren – ausquellen lassen.

- Mit der Gabel auflockern, mit Mandelmus mischen und mit Meersalz sowie wenig Muskatnuss abschmecken.

- Die Avocadowürfel mit etwas Zitronensaft marinieren und zur Polenta anrichten.

Tipp Sie können Mandelmus auch selber machen: 6 EL gestiftete Mandeln mit 2 EL Sojamilch, Kuhmilch oder kalt gepresstem Mandelöl mixen und leicht salzen!

Nährwerte

372 kcal • 8 g E • 18 g F • 45 g KH • 4 BE

Noch einige Hinweise

Als weiterführende Literatur und als logische Fortsetzung des Einstiegs in die Milde Ableitungsdiät, den wir Ihnen in diesem Buch vorgestellt haben, dient das Buch *Die neue Milde Ableitungsdiät F.X. Mayr* (E. Rauch und P. Mayr, TRIAS Verlag).

Um danach den Jo-Jo-Effekt zu vermeiden, das Gewicht zu halten und sich wohler und gesünder zu fühlen, gibt es für die Ernährungsumstellung das neue Buch *F.X. Mayr: Die gesunde Ernährung nach der Kur* (P. Mayr, TRIAS Verlag) und F.X. Mayr für zu Hause (P. Mayr, M. Mayr, Südwest Verlag).

Das Ziel der gesamten Milden Ableitungsdiät besteht neben einer Verbesserung der Gesundheit vor allem in einer Neuorientierung der künftigen Ernährungsweise. So finden Sie in den oben genannten Büchern Antworten auf viele zusätzliche Fragen und Themen:

- generelle Richtlinien für eine gesündere Ernährung nach der Kur
- biologische Wertigkeit der Lebens- und Nahrungsmittel
- Säure-Basen-Tabelle zum Ordnen
- Einfluss vom Säure-Basen-Haushalt im Körper
- Wie wird ein günstiges Säuren-Basen-Verhältnis erreicht?
- Was ist falsch, was ist richtig an unserer Ernährungsweise?
- das Wichtigste über Fette und kalt gepresste Pflanzenöle

- die Bedeutung und Auswirkungen der entzündungshemmenden Omega-3-Fettsäuren
- Verwendung und appetitanregende Wirkung verschiedener Gewürze und Kräuter
- Qualitätsmerkmale von Eiweiß wie Kalb- und Rindfleisch, Geflügel und Fisch
- ausgeglichene, leicht bekömmliche Menüzusammenstellung
- das Wichtigste beim Abendessen, um sich wohl zu fühlen
- Nachtische – Desserts – Cremes selten, aber gut
- Ernährungsumstellung nach der Kur für den Alltag

Die überzeugendste Hilfe bietet die richtig durchgeführte Milde Ableitungskur. Der Erfolg ist spürbar. Je mehr Informationen Sie haben, desto besser werden Ihre Motivation und der dauerhafte Erfolg sein.

Anschriften von ausgebildeten Mayr-Ärzten im In- und Ausland erhalten Sie über die Internationale Gesellschaft der Mayr-Ärzte: www.fxmayr.com. Da finden Sie auf der Homepage auch genügend Rezepte für eine Ernährungsumstellung im Sinne F.X. Mayr's. Ausbildungskurse in Diagnostik und Therapie nach F.X. Mayr finden für Ärzte mehrmals jährlich statt. Dabei führen die Teilnehmer selbst eine Mayr-Kur durch. Auskünfte erhalten Sie unter www.fxmayr.com.

Adressen

Internationale Gesellschaft der Mayr-Ärzte
Kochholzwerg 153
A-6072 Lans
www.fxmayr.com
Telefon: 0043/664/9 22 82 94,
Fax: 0043/5 12 39 71 25
E-Mail: office@fxmayr.com

Dr. med. Florian Rauch
Gatterburggasse 23
A-1190 Wien
Telefon: 0043/1/367 62 82

Peter Mayr Kochschule Gustogenese und Ernährungsberatung
Eiersdorf 24
9130 Poggersdorf
www.gustogenese.at
www.petermayr.at
www.fxmayr.com
Telefon und Fax: 0043/42 24/8 21 46 oder 0664/2 33 93 44
E-Mail: office@fxmayr.com

Integramed Zentrum F.X. Mayr Kur und Ernährungsberatung
Kardinalplatz 7
9020 Klagenfurt
www.integramed.at
Telefon: 0043/463/51 69 26
Fax: 0043/463/51 69 15

Literatur

Biedenkopf, I., Mayr, P.: Genießen wie früher, kochen wie heute, Mosaik, München 2000

Mayr, P., Stossier, H.: Die Candida-Diät, TRIAS, Stuttgart 2013

Mayr, P., Stossier, H.: Gesund leben durch die Eiweiß-Abbau-Diät, Haug, Stuttgart 2000

Mayr, P., Wieser, A.: Energy-Cuisine – Baut Stress ab und produziert Glückshormone, Haug, Stuttgart 2005

Mayr, P: F.X. Mayr: Die gesunde Ernährung danach, Haug, Stuttgart 2009

Rauch, E., Mayr, P.: Die Kohlenhydrat-Falle, TRIAS, Stuttgart 2011

Rauch, E., Mayr, P.: Die Milde Ableitungsdiät, TRIAS, Stuttgart 2011

Rauch, E.: Die Darmreinigung nach Dr. med. F.X. Mayr, TRIAS, Stuttgart 2011

Rauch, E.: Die F.X. Mayr-Kur und danach gesünder leben, Haug, Stuttgart 2001

Rauch, E.: F.X. Mayr: Blut- und Säftereinigung. Milde Ableitungskur, Haug, Stuttgart 2005

Worlitschek, M., Mayr, P.: Der Säure-Basen-Einkaufsführer, Haug, Stuttgart 2001 (auch in Russisch)

Zierden, I., Mayr, P.: F.X. Mayr – Das Basisbuch, Haug, Stuttgart 2014

Mayr P., Mayr M.: F.X. Mayr für zu Hause, Südwest Verlag

Rezept- und Zutatenverzeichnis

Liebe Leserin, lieber Leser,

hat Ihnen dieses Buch weitergeholfen? Für Anregungen, Kritik, aber auch für Lob sind wir offen. So können wir in Zukunft noch besser auf Ihre Wünsche eingehen. Schreiben Sie uns, denn Ihre Meinung zählt!

Ihr TRIAS Verlag

E-Mail-Leserservice
kundenservice@trias-verlag.de

Lektorat TRIAS Verlag
Postfach 30 05 04
70445 Stuttgart
Fax: 0711 89 31-748

Stichwortverzeichnis

Bibliografische Information der Deutschen Nationalbibliothek
Die Deutsche Nationalbibliothek verzeichnet diese Publikation in der Deutschen Nationalbibliografie; detaillierte bibliografische Daten sind im Internet über http://dnb.d-nb.de abrufbar.

Programmplanung: Uta Spieldiener
Redaktion: Dr. Sabine Klonk, Stuttgart
Bildredaktion: Christoph Frick, Nadja Giesbrecht

Umschlaggestaltung und Layout: CYCLUS Visuelle Kommunikation, Stuttgart

Bildnachweis:
Umschlagfoto: Meike Bergmann, Berlin
Fotos im Innenteil: Stefanie Bütow, Hamburg
Foodstyling: Sarah Trenkle

4. Auflage 2017

Rüdigerstraße 14, 70469 Stuttgart
1.–2. Auflage Haug Verlag, Stuttgart
3. Auflage TRIAS Verlag in MVS
Medizinverlage GmbH & Co. KG
Oswald-Hesse-Straße 50, 70469 Stuttgart

Printed in Germany

Satz und Repro: Fotosatz Buck, Kumhausen
Gesetzt in Adobe InDesign CS6
Druck: AZ Druck und Datentechnik GmbH, Kempten

Gedruckt auf chlorfrei gebleichtem Papier

ISBN 978-3-432-10015-9

Auch erhältlich als E-Book:
eISBN (ePub) 978-3-432-10013-5

2 3 4 5 6

Wichtiger Hinweis: Wie jede Wissenschaft ist die Medizin ständigen Entwicklungen unterworfen. Forschung und klinische Erfahrung erweitern unsere Erkenntnisse. Ganz besonders gilt das für die Behandlung und die medikamentöse Therapie. Bei allen in diesem Werk erwähnten Dosierungen oder Applikationen, bei Rezepten und Übungsanleitungen, bei Empfehlungen und Tipps dürfen Sie darauf vertrauen: Autoren, Herausgeber und Verlag haben große Sorgfalt darauf verwandt, dass diese Angaben dem Wissensstand bei Fertigstellung des Werkes entsprechen. Rezepte werden gekocht und ausprobiert. Übungen und Übungsreihen haben sich in der Praxis erfolgreich bewährt.

Eine Garantie kann jedoch nicht übernommen werden. Eine Haftung des Autors, des Verlags oder seiner Beauftragten für Personen-, Sach- oder Vermögensschäden ist ausgeschlossen.

Geschützte Warennamen (Warenzeichen®) werden nicht besonders kenntlich gemacht. Aus dem Fehlen eines solchen Hinweises kann also nicht geschlossen werden, dass es sich um einen freien Warennamen handelt.